邯郸学院学术著作出版基金资助出版

# 耳聋的防治与康复

## Prevention and Recovery of Deaf

于玉东　编著

河北大学出版社

责任编辑:王殊宁
装帧设计:王占梅
责任印制:闻　利

**图书在版编目(CIP)数据**

耳聋的防治与康复/于玉东编著.—保定:河北大学出版社,2008.8
ISBN 978-7-81097-306-9

Ⅰ.耳…　Ⅱ.于…　Ⅲ.①耳聋-防治-高等学校-教材②耳聋-康复医学-高等学校-教材　Ⅳ.R764.43

中国版本图书馆 CIP 数据核字(2008)第 110969 号

出版:河北大学出版社(保定市五四东路 180 号)　经销:全国新华书店
印制:保定市北方胶印有限公司　规格:1/16(787mm×960mm)
印张:13.375　字数:212 千字　印数:1001~2000 册
版次:2008 年 7 月第 1 版　印次:2013 年 8 月第 2 次

书号:ISBN 978-7-81097-306-9/R·9　定价:25.00 元

# 前 言

2006年全国第二次残疾人抽样调查显示，目前我国约有各类残疾人8296万人，其中听力残疾2004万人，语言残疾127万人，更严重的是我国每年还以新出现聋儿3万～4万的速度增长。我们深深感到有责任去向社会普及关于耳聋预防方面的知识，以减少耳聋的发生，减轻社会和家庭的负担；普及对聋儿进行听力语言康复的知识，以使聋儿能及早、及时地受到良好的康复训练，语言得到较好的发展，为他们的健康成长、回归主流社会奠定基础。

我国聋儿听力语言康复事业起步较晚，发展很快，急需大量师资，而特殊教育师范专业这方面的教材没有，参考书也很奇缺，为此，我对近几年讲授该专业课的讲义进行了整理，并加入本领域近年来新的成果，在此基础上编写了《耳聋的防治与康复》，供特殊教育师范专业学生选用，同时本书也可以供聋儿语言康复训练工作者参考使用。

关于听觉器官的解剖、生理和病理等内容，作为一名聋儿听力语言康复训练工作者，是应该了解的，所以编入本书；关于耳聋的测定以及助听器、人工耳蜗的调式等内容，也是一名聋儿听力语言康复训练工作者必须掌握的技能，所以也编入本书。

本书对聋儿的听觉训练、发音训练和语言训练，较为详细地叙述了具体的内容和方法。这些训练的方法和内容也可以为自闭症儿童以及其他语言残疾儿童的康复训练提供借鉴。

特殊教育师范本科专业的学生在使用本书时，为拓宽他们的知识面，应尽量地全部传授；对于特殊教育师范专科专业的学生，可以着重讲授第二章以后的知识，若涉及到听觉器官解剖和生理以及病理方面的知识时，讲授可从简。

由于本人学识短浅，专业不精，所以在本书中还有很多缺点和疏漏，真诚希望各位同仁不吝赐教，并给予批评、指正。

编者

2008年1月

# 目 录

# 绪　论

## 一、耳聋的防治与康复是一门什么样的学科

耳聋的防治与康复是师范院校特殊教育专业所开设的一门专业课程，它是集解剖学、生理学、病理学、物理学、语言学、康复学、心理学及教育学等学科相关知识于一体，以耳聋及耳聋的康复训练为主线的一门综合性学科。从其名称上可以看出它所研究的内容大致有两大类：

(一)耳聋：主要包括听觉器官的解剖、生理、病理、耳伤以及耳聋的基本知识。

(二)耳聋的康复训练：主要包括有关耳聋儿童康复方面的知识，包括听觉训练、发音训练，语言训练等。

由此可以说本学科有两大特点：一是知识庞杂，二是知识面广。尽管如此，该学科的主线还是比较分明的，即无论涉及到哪一方面的知识，都是围绕耳聋儿童的生理特点和康复选定的。

## 二、学习和研究耳聋的防治与康复的意义

研究和学习本学科的意义不外乎以下两个方面：

(一)理论意义

由于本学科涉及到听力学、康复学、语言学、心理学和教育学等学科的知识，并且本学科也是以这些学科的知识为基础的。所以对本学科的学习和研究在一定程度上可以充实和完善这些学科的知识，其研究成果也可以为这些

学科的发展提供一定的事实依据。

(二)实践意义

1.我国各类残疾人、听力语言残疾人的基本状况

1987年4月1日零时,我国在29个省、直辖市、自治区对全国369816户总计1579314人(占全国人口1.5‰)进行了残疾人抽样调查,结果显示:视力、听力语言、智力、肢体、精神五类残疾和综合残疾的共66888户,占调查总家庭数的18.11%,这就是说我国平均每5户就有一户有残疾人;调查确诊有残疾人77434人,残疾人的患病率为4.9%。

当时我国总人口10亿多,根据样本调查结果推测:全国五类残疾和综合残疾约为5164万人。具体地:

| | |
|---|---|
| 听力语言残疾 | 约1770万人; |
| 智力残疾 | 约1017万人; |
| 肢体残疾 | 约755万人; |
| 视力残疾 | 约755万人; |
| 精神病残疾 | 约194万人; |
| 综合残疾 | 约673万人。 |

在听力语言残疾的约1770万人中,0～14岁的约有117万人,其中听力残疾儿童86.6万人,单纯语言残疾儿童29.4万人。

2006年4月1日零时～5月31日零时,我国政府在全国范围内进行了第二次残疾人抽样调查,共调查了771797户,涉及到2526145人。

2006年12月3日,我国政府公布了抽样调查结果。根据调查结果推算,全国有各类残疾人总数为8296万人,各种残疾的患病率为6.34%。该数字比上一次调查的4.9%有所增加,类别结构也发生了变化。具体情况如下:

| | | |
|---|---|---|
| 视力残疾 | 约1233万人 | 占残疾人总14.86%; |
| 听力残疾 | 约2004万人 | 占残疾人总数24.16%; |
| 语言残疾 | 约127万人 | 占残疾人总数1.53%; |
| 肢体残疾 | 约2412万人 | 占残疾人总数29.07%; |
| 智力残疾 | 约554万人 | 占残疾人总数6.68%; |
| 精神残疾 | 约614万人 | 占残疾人总数7.4%; |
| 多重残疾 | 约1352万人 | 占残疾人总数16.3%。 |

在约2004万听力残疾人中,学龄前耳聋儿童会远远超过90万人,更重要

的是现在我国听力残疾的数量每年还以新出生3万～4万名聋儿的速度增加。

这次全国残疾人抽样调查人数比1987年总的增加量约有3132万,有了大幅度的增长。初步分析大概有以下几个原因:一是1987年全国第一次残疾人抽样调查时,我国总人口不到11亿,大约10亿多,现在已经到达了13亿,如果按照当时的残疾比例4.9%算下来,就人口增长这一因素,也会增长1250万各类残疾人;二是中国人口的老龄化。2005年中国60岁以上的人口总数是11%,比1987年增加2.5个百分点。这次抽样调查的结果,60岁以上的老年残疾人增加了2365万,占到总的增加人数的75.5%,这是最大的一个原因;再就是社会环境和社会经济的因素:一般来说,经济发达的城市,医疗条件相对好一些,但工业化进程快,人们参与社会经济活动多,工业化生产的环境(工伤和噪音等)、交通事故、人们的社会压力、人们的休闲娱乐(蹦迪音乐、歌舞厅音响设备)、新的意识和观念(如音乐胎教)等方面的因素以及吸毒等腐朽的社会现象等,这些因素都有可能导致各种残疾的发生。而中西部农村,从事的是比较简单的农业生产劳动,虽然面临的致残风险相对来说会少一些,但相对来说贫穷、饥饿,应对自然灾害、地方病的能力低,医疗条件相对较差,出现各种残疾的可能性会更大一些;当然,还有其他的一些原因,比如残疾标准的重新修订、测试的手段改进等;

这样看来,我国当今既有残疾人增加的因素,也有减少的因素,总的看来增加的因素更多一些。

两次全国残疾人抽样调查的区别在于:

第一,残疾的分类及称谓的变化

残疾分类的变化:残疾类别由原来的视力残疾、听力语言残疾、肢体残疾、智力残疾、精神病残疾五类修订为视力残疾、听力残疾、语言残疾、肢体残疾、智力残疾、精神残疾六类,把“听力语言残疾”分列为“听力残疾”和“语言残疾”两类;

称谓的变化:残疾的名称当中,原来的“精神病残疾”改称“精神残疾”,原来的“综合残疾”改称“多重残疾”,与《中华人民共和国残疾人保障法》所规定的残疾类别及名称保持了一致。

第二,应用《国际功能、残疾和健康分类》(ICF)标准,规范了各类残疾的定义,使用世界卫生组织推荐的《残疾评定量表》来描述残疾人的功能状态,采用 ICF 和国际疾病分类(ICD)的编码系统对有关残疾的数据进行编码,使数据处理与国际接轨。

2.学习本学科的实践意义

(1)学习和研究该学科,我们可以改变和纠正人们对耳聋及其患者不正确的态度和认识

由于各种原因可能会使一些儿童成为耳聋,长期以来由于封建迷信思想的影响,人们会以一种富有神秘色彩的眼光、非科学的态度去看待这些不幸的儿童,这会影响到他们的治疗和教育。通过学习该学科,可以使我们真正地从医学、解剖学的角度来正确认识和揭示耳聋及其原因等,并且会以一种积极、科学的态度来指导家长如何对待耳聋儿童,如何通过医学和教育使他们得以康复,并向全社会广泛宣传聋儿康复训练和耳聋如何预防等方面的知识。

(2)学习和研究该学科可以使我们掌握为耳聋儿童进行听力语言康复的知识和技能

我国听力语言障碍儿童的现状使我们感到作为特殊教育专业的未来特殊教育领域的教师,学生肩上的责任重大。学习和研究本学科,可以帮助我们树立牢固的专业思想,热爱聋儿;使我们了解到更多的有关耳聋儿童生理上的特点、原因及防治措施;理解并掌握对聋儿进行康复、训练的内容、方法及理论依据;熟练使用对聋儿检测的仪器及对聋儿听觉训练、发音训练和语言训练的辅助仪器、设备等。这些为我们将来走上工作岗位,努力做好耳聋儿童康复工作奠定了一定的基础,为耳聋儿童走出无声世界,回归主流社会贡献我们的一份力量。

就一个家庭而言,一旦出现聋儿,家长首先表现出是一种无奈、彷徨,不知道该如何对待他们,这样会影响到聋儿将来的发展。通过学习和研究《耳聋的预防与康复》,我们不仅可以掌握能够对聋儿进行康复训练的科学方法,而且还能够有效地指导家长来参与对聋儿的康复和训练,使他们尽早、最大限度摆脱由于耳聋造成的消极后果,更好地适应社会生活,参与社会活动。

## 三、如何学习和研究《耳聋的防治与康复》

(一)要有比较扎实的相关基础知识

《耳聋的防治与康复》涉及到解剖学、生理学、语言学、病理学等多学科的知识,所以我们必须要了解这些学科的基础知识,这样才能有助于对该学科知

识的理解和掌握。

(二)要理论联系实际

该学科还要求我们掌握对耳聋儿童进行听力语言康复训练的方法和相关的操作技能。因此,我们在学习期间,必须要经常深入到耳聋儿童语言训练班、耳聋儿童听力语言康复中心等机构,去接触耳聋儿童,接触耳聋儿童的听力语言康复训练,只有这样才能灵活地掌握训练方法,练就熟练的操作技能。

(三)在耳聋儿童听力语言康复训练实践中勇于探索,创造性地进行工作

本书所提供的听觉、语言训练方法是广大耳聋儿童听力语言康复训练工作者工作中经验和教训的总结,但毕竟有限。这就要求我们在将来的耳聋儿童康复训练实践中不要拘泥于书本知识,要深入研究耳聋儿童的特点,勇于探索耳聋儿童听力语言训练的新理念、新方法,要创造性地从事聋儿康复训练工作,要不断地总结经验和教训,以推动本学科的发展和进一步的完善。

# 第一章　听觉器官的解剖、生理

## 第一节　听觉器官的解剖

听觉器官包含在颞骨内，颞骨位于颅骨两侧，是颅骨底部和侧壁的一部分。颞骨的上方与顶骨相接，前方与蝶骨和颧骨相接，后方与枕骨相接。如图1－1－1。

严格地讲，听觉器官的机能并非只是听觉，还兼有平衡、位觉的生理机能，因而它是听觉和平衡觉的外周器官，它与耳蜗神经、前庭神经以及大脑皮层相应的中枢构成听觉系统和平衡觉系统。所以确切地说，听觉器官应当称为位听器官，但是习惯上还是称其为听觉器官。

听觉器官的解剖可分为外耳、中耳、内耳三部分。如图1－1－2。

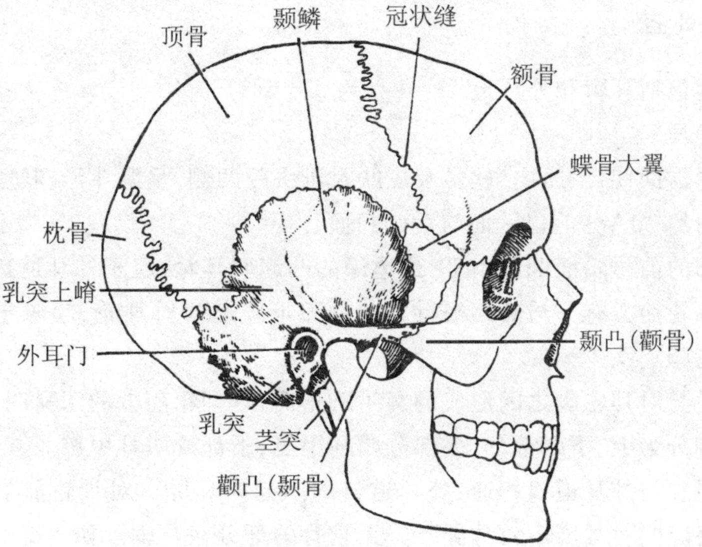


图 1-1-1 颞骨的四邻

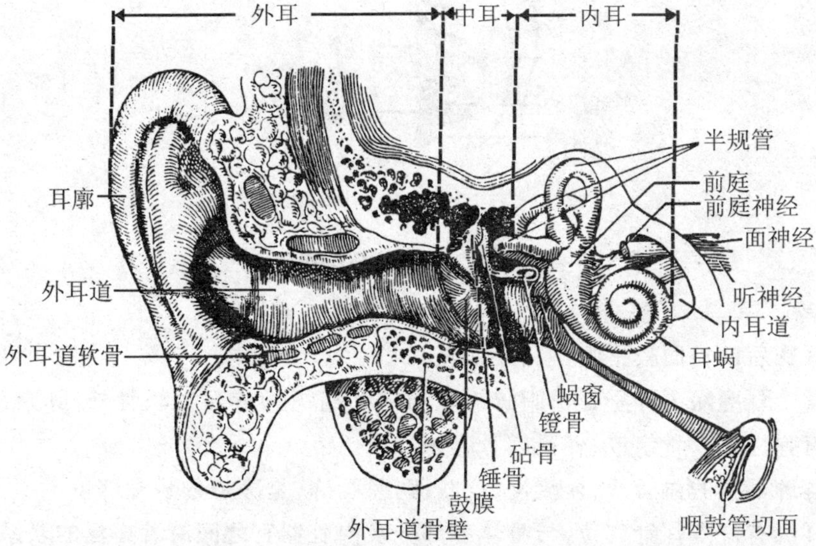


图 1-1-2 外耳、中耳、内耳关系示意图

## 一、外耳

外耳包括耳廓和外耳道

(一)耳廓

耳廓借助韧带、肌肉、软骨及皮肤附于头颅两侧,呈漏斗形,其所在平面与头颅成角约 30°,分前(外)面与后(内)面。

耳廓的前(外)面凹凸不平,最边缘的凸起叫耳轮,起于外耳道口上方的耳轮脚。耳轮前方有一与其相平行走向的弧形隆起叫对耳轮,起源于上方突起的对耳轮脚。

耳轮与对耳轮脚之间形成的窝叫三角窝,对耳轮前方的深窝叫耳甲,耳甲被耳轮脚分为上、下两部分,上部分叫耳甲艇,下部分叫耳甲腔。

耳甲腔与外耳道口相通,外耳道口的凸起叫耳屏。对耳轮前下端与耳屏相对的突起叫对耳屏。对耳屏下方无软骨的部分叫耳垂。如图 1-1-3。

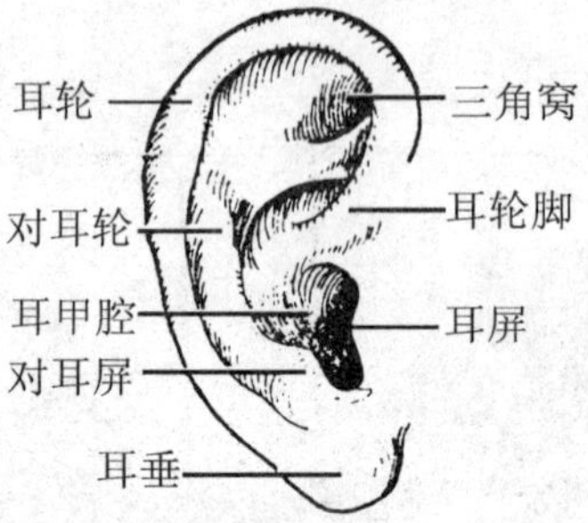


**图 1-1-3 (右耳)耳廓前(外)面**

耳廓后(内)面较平整,稍有膨隆。

整个耳廓除了耳垂是由脂肪组织与结缔组织构成而无软骨外,其余部分均由有弹性的软骨组成,外覆软骨膜和皮肤。

耳廓部位的血管浅,血流慢,皮肤薄、易受冻,是冻疮的易发部位。

耳廓有许多耳针穴位,与身体各部分及内脏器官之间有着广泛的联系。

一般的哺乳动物,其耳廓的机能比较发达,除了收集声波之外,还可以通过耳廓的运动来辨别声源。

人的耳廓在机能上不发达,趋于退化,主要用于收集声波。由于不能运动,因而在辨别声源方面的作用很小,但可以通过声音到达两耳的时差及头部转动的协同活动来完成这一机能。

(二)外耳道

外耳道起自耳甲腔底,向内直通到鼓膜,长约 2.5～3.6cm,外 1/3 由软骨组织构成,内 2/3 由骨组织构成。

外耳道有两个狭窄处:其一,软骨与骨的交界处;其二,骨部距鼓膜约 0.5cm处。故外耳道异物容易滞留于这两个狭窄处。

外耳道呈横"S"形弯曲,所以医生检查病人外耳道深部组织时,为了看得清楚,通常需要牵拉耳廓,使外耳道成一直管。

由于鼓膜向前、下倾斜,故外耳道上、下壁长度不同,上壁短,下壁长,差约 6mm。见图 1－1－2。

外耳道软骨部位,内壁有汗毛、毛囊、皮脂腺、汗腺和耵聍腺,故易发炎或生疖肿。其中耵聍腺分泌黄褐色、黏稠状的分泌物叫耳垢,俗称"耳屎",医学上叫耵聍。它含有蛋白质、脂肪、黄色素、脂肪酸、溶菌酶、免疫球蛋白等成分,可粘住来自外界的异物、灰尘,对耳有保护作用。

## 二、中耳

中耳包括鼓室及咽鼓管等部分。

(一)鼓室

1.鼓室六壁

鼓室是一个含气的空腔,也称中耳腔。位于鼓膜与内耳外侧壁之间,借助咽鼓管与鼻、咽部相通。鼓室似一个竖立的小火柴盒,有外、内、前、后、顶、底六壁。如图 1－1－4。

(1)外壁

外壁主要是鼓膜。

鼓膜位于外耳与中耳之间,是一卵圆形、半透明的薄膜,厚约 0.1mm,直径约 10mm,向内下凹入,前下方向内倾斜,与外耳道底部呈 45°～50°角,故外耳道上壁短,下壁长。鼓膜解剖面积在 85～90mm² 之间,有效面积约 59.4mm²。

新生儿鼓膜斜度尤为明显,呈 35°角。

鼓膜的结构分为三层:外层为上皮层;中间层为纤维组织层,锤骨柄依附其中间;内层为粘膜层。

鼓膜边缘厚,中间薄,弹性强,经外耳道传来的声波,可引起鼓膜振动。

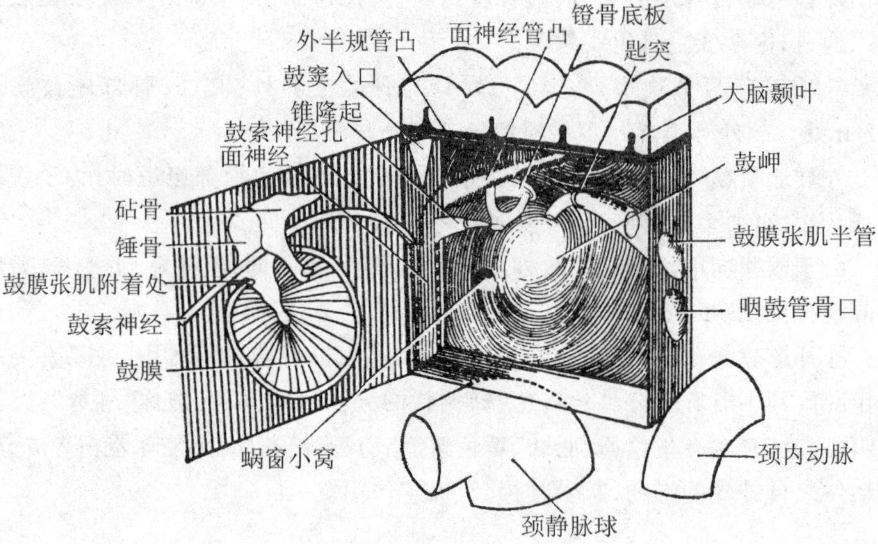


**图 1-1-4 鼓室六壁**

(2)内壁

内壁即内耳的外侧壁,有多个凸起和小凹,表面有鼓室神经丛。内壁上有两个很重要的小窗户:居上部的小窗呈卵圆形,叫卵圆窗,又名前庭窗,面积约 3.2mm$^2$,为镫骨底板及其周围的环韧带所封闭,通向内耳的前庭;居下部的小窗呈圆形,与卵圆窗遥遥相对,叫圆窗,又名蜗窗,为圆窗膜所封闭,此膜又称为第二鼓膜,面积约 2mm$^2$,向内与耳蜗的鼓阶相通。

(3)前壁和后壁

前壁下部以极薄的骨板与供应大脑血液的颈内动脉相隔;上部有两口,居上者为鼓膜张肌半管的开口,居下者为咽鼓管半管的鼓室口。

后壁即乳突前壁,面神经垂直段位于此壁下内侧的骨管内。如果中耳炎或胆汁瘤侵蚀此骨管,会破坏面神经,人们就不能做出哭笑、闭眼、皱额、鼓腮、吹口哨等动作,出现口眼歪斜等面瘫症状。

(4)上壁和下壁

上壁是鼓室盖,厚约3～4mm,鼓室借此壁与颅腔中大脑颞叶分隔,耳部炎症会侵蚀这一薄板导致颅内并发症。此壁有一裂叫岩鳞裂,婴幼儿时未闭合,硬脑膜的细小血管经此裂与鼓室相通,易成为小儿中耳感染时病菌进入颅内的途径之一。

下壁是一个较上壁狭小的薄骨板,将鼓室与通达大脑的颈静脉球分隔,其前方为静动脉管的后壁。下壁内侧有一小孔,舌咽神经鼓室支由此通过。

2.鼓室的内容

鼓室的主要内容是听骨链。

听骨链是人体内最小的一组骨骼,精致灵巧,依其外观形状分别称为锤骨、砧骨和镫骨,俗称三块听小骨,它们之间通过关节相连接。如图1-1-5d。

锤骨由小头、颈、短突,长突和柄组成。锤骨柄位于鼓膜背部粘膜层与纤维层之间,锤骨小头的后内方有马鞍形关节面,与砧骨体前面鞍状关节面形成关节。如图1-1-5a。

砧骨由骨体,长脚和短脚组成。其前与锤骨小头相接形成砧锤关节,长脚末端向内侧稍膨大的部分叫豆状突,与镫骨小头形成砧镫关节。如图1-1-5b。

镫骨由小头、颈、前脚、后脚及底板组成。小头与砧骨长脚豆状突相接。颈甚短,与颈相连的前、后脚又与底板连在一起,底板呈椭圆形,借助韧带抵在前庭窗(卵圆窗)上。如图1-1-5c。

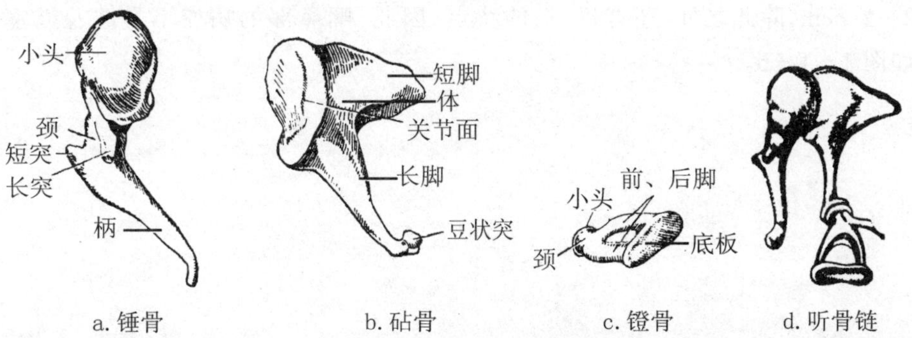


**图1-1-5　锤骨、砧骨、镫骨和听骨链**

当声波引起鼓膜振动时，牵引三块听小骨相继运动，使镫骨底板在前庭窗上来回振动，推动窗内外淋巴液，使之发生振动，这样声音可由中耳传至内耳。

（二）咽鼓管

咽鼓管是沟通鼓室与鼻腔、咽腔和口腔的管道，上端开口于鼓室前部，叫咽鼓管鼓口，下端开口于鼻咽部侧壁，叫咽鼓管咽口，它是鼓室与外界大气之间唯一的通道。咽鼓管与水平面成40°角，外1/3为骨组织，内2/3为软骨组织。咽鼓管长约31～38 mm，平均长36 mm。咽鼓管内径最宽处为鼓口，越向内越窄，骨与软骨交界处最窄，内径仅1～2mm，从此处到咽口又逐渐增宽。

咽鼓管内壁有带纤毛的粘膜同鼓室壁的粘膜相连续。

咽鼓管内壁的纤毛可将中耳腔的分泌物排向鼻咽部，这就是咽鼓管的自洁作用。咽鼓管的咽口通常是关闭的，平时的说话、呼吸在鼻咽部产生的轻微压力变化不足以使其开放。只是在做张口、吞咽、打哈欠或用力擤鼻涕等动作时才能迫使咽口瞬息开放。人们总是不由自主地做吞咽动作，就是在睡觉时也没有停止，这样可使咽鼓管频频开放，不断补充空气，调节鼓室气压，维持鼓室同外界的气压平衡，保证鼓室的正常活动和良好听力。一旦咽鼓管通气或排液功能障碍，外界空气就进不到鼓室内，鼓室内空气将逐渐自行吸收，使鼓室内气压低于外界，形成负压，就会引起鼓膜塌陷、中耳疾病和听力下降。

孩提时代咽鼓管从鼻腔至鼓室之间基本上是水平的，除此还有短、粗的特点。这样容易因咽鼻部病变如感染、感冒、发炎等，使病毒通过咽鼓管长驱直入鼓室，导致中耳炎等疾病。而成人咽鼓管在鼻部低，在鼓室端高，相差2～2.5cm，除此之外，还有长、细的特点，因此，咽鼻部的病变不易波及鼓室。如图1-1-6。

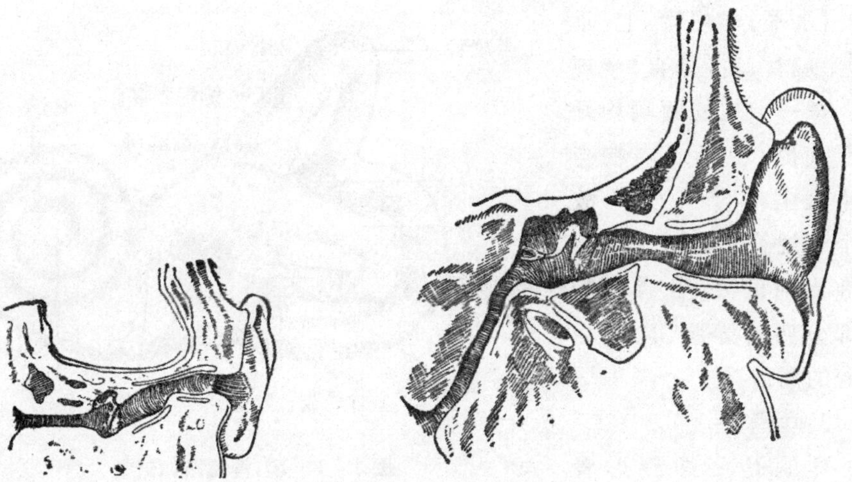

小儿　　　　　　　　成人

**图1－1－6　成人与婴幼儿咽鼓管之比较**

## 三、内耳

内耳位于颞骨内，构造极其复杂而精细，含有重要的位、听感受装置，称为内耳迷路。内耳迷路包括骨迷路和膜迷路。

骨迷路由致密的骨质构成，膜迷路是套在骨迷路内的膜质管，占骨管约1/4，两者形状相似。骨迷路与膜迷路之间的液体是外淋巴液，膜迷路之内的液体为内淋巴液。内、外淋巴液不相通。

（一）骨迷路

骨迷路包括前庭、半规管和耳蜗。如图1－1－7。

1.前庭

前庭呈椭圆形，位于耳蜗与半规管之间。

前庭的前下部较窄，有一椭圆形孔进入耳蜗前庭阶。后上部较宽，有3个半规管的五个开口通入。前庭外壁为鼓室内壁一部分，上、下两口分别是前庭窗和蜗窗，前庭窗为镫骨底板所封闭，蜗窗为蜗窗膜（即第二鼓膜）所封闭。前庭腔内有球囊隐窝和椭圆囊隐窝，其内分别有球囊和椭圆囊。

2.骨半规管

骨半规位于前庭后上方，由三个弓状弯曲的骨管组成，两两成直角，分别是外(水平)半规管、上(垂直)半规管、后(垂直)半规管。每一半规的两端均开口于前庭(上半规内端与后半规上端合二为一,故三个半规管只有五个脚)。在通入前庭处,各有一膨大部分叫骨壶腹,内径为管腔的两倍。

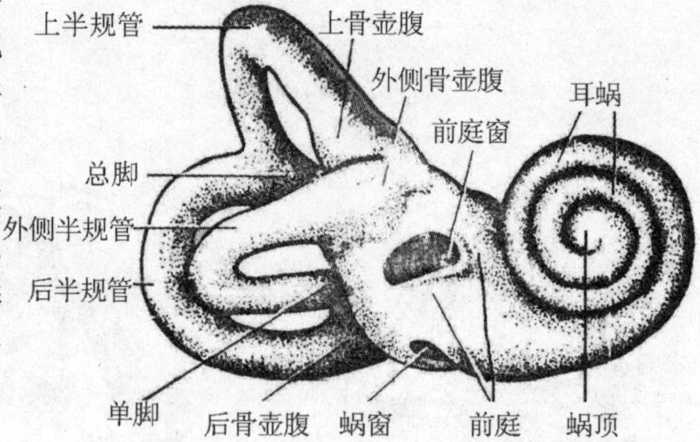


图1-1-7 骨迷路(右)

3.耳蜗

耳蜗是一螺旋形骨管,呈蜗牛壳状。耳蜗由蜗轴和蜗管组成,蜗管绕蜗轴两周半或两周半多一点。在内耳,耳蜗竖置,蜗底向后内方,蜗顶向前外方。蜗轴呈圆锥形,由蜗底至蜗顶约5mm。蜗轴向蜗管中央伸出一薄骨叫骨质旋螺板。骨质螺旋板在骨蜗管中同样缠绕。如图1-1-8。

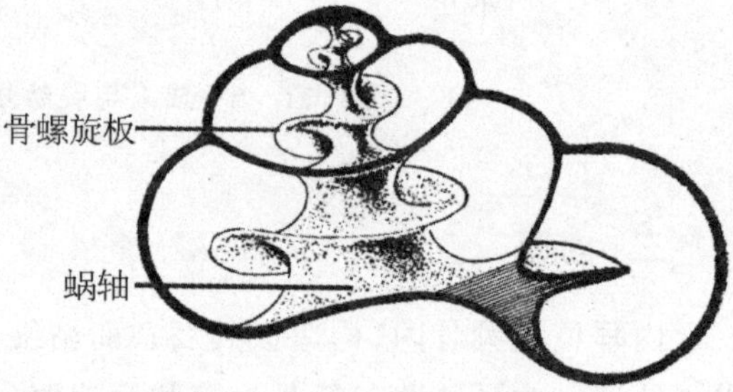


图1-1-8 耳蜗剖面

在骨质螺旋板根部伸出一富有弹性的纤维膜覆于其上,叫基底膜。这样,基底膜将骨蜗管分为上下两腔,上腔又由前庭膜分为两腔。故骨蜗管共有三个管腔:上方为前庭阶(内有外淋巴液),自前庭窗(又名卵圆窗)开始;中间为中名阶又膜蜗管(内有内淋巴液),此管两端均为盲端,故是一盲管。下方为鼓阶,起自蜗窗(又名圆窗),为蜗窗膜(又名第二鼓膜)所封闭。前庭阶与鼓阶的另一端在蜗孔相通。如图1-1-9。

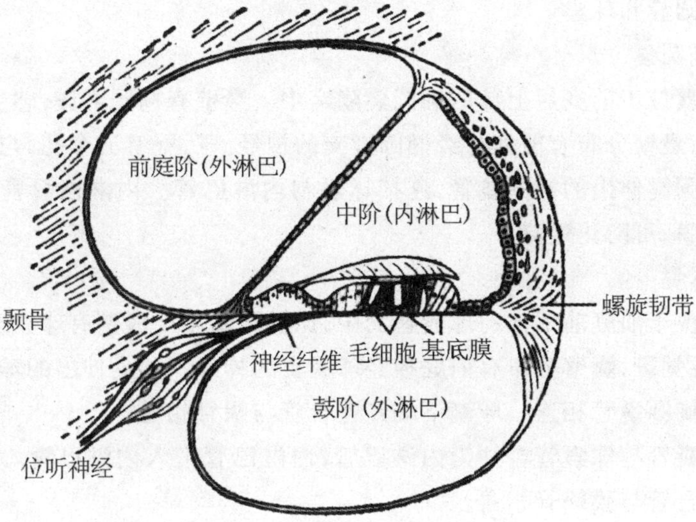


图 1－1－9　蜗管剖面图

(二)膜迷路

膜迷路由膜管与膜囊组成,借助纤维束固定于骨迷路内,悬浮于外淋巴液中。可分为椭圆囊、球囊、膜半规管及膜蜗管,各部相互连通。如图 1－1－10。

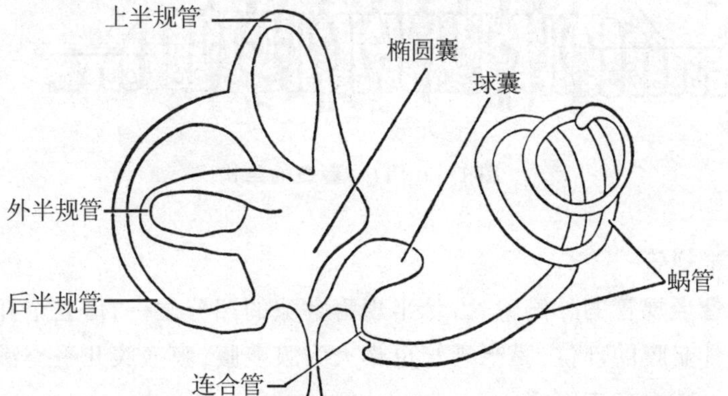


图 1－1－10　膜迷路

1.椭圆囊和球囊

(1)椭圆囊

椭圆囊位于前庭后上部的椭圆囊隐窝中。囊壁有椭圆囊斑,感受位觉,亦称位觉斑,囊壁分布有前庭神经椭圆囊支的神经。后壁有五个孔,与三个半规相通。椭圆囊伸出的椭圆囊管,连接球囊与内淋巴管。内淋巴囊管距椭圆囊处有一瓣膜,可防止逆流。

(2)球囊

球囊位于前庭前下方的球囊隐窝中,比椭圆囊小。囊壁有球囊斑,感受位觉,亦称位觉斑,囊壁分布有前庭神经球囊支的神经。球囊伸出的球囊管与内淋巴管及椭圆囊管相连。球囊下端经连合管与蜗管相通。

椭圆囊管与球囊管合并为内淋巴管,内淋巴管汇入内淋巴囊。球囊前下部通过联合管与膜蜗管相通。

椭圆囊斑与球囊的构造相同,均由支柱细胞和毛细胞组成。毛细胞的纤毛短,上方覆盖一层胶体膜叫耳石膜,此膜由多层以碳酸钙结晶体为主的颗粒(即耳石)和蛋白质胶质凝合而成。如图 1－1－11。

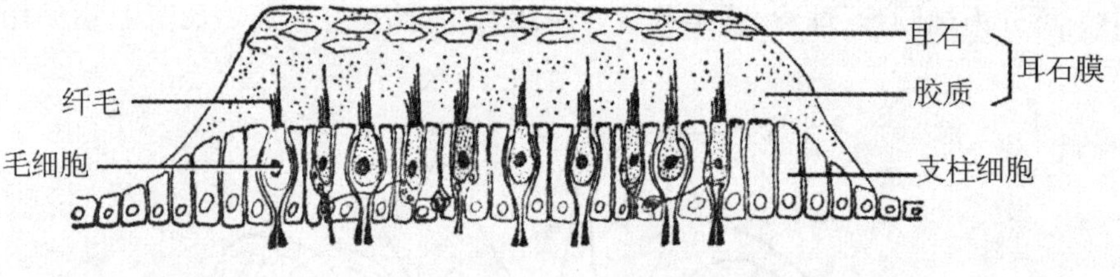


**图 1－1－11 囊斑的结构**

2.膜半规管

位于骨半规管的外侧壁,占骨半规管空隙的四分之一,借五个孔与椭圆囊相通。在骨壶腹的部位,膜半规管也膨大为膜壶腹,膜壶腹几乎充满骨壶腹的全部空间。其内有壶腹嵴。

基底膜起自骨质螺旋板的游离缘,向外止于骨蜗管外壁的基层膜嵴,基底膜长约 30mm。位于基底膜上的螺旋器,又称柯蒂氏器,由一层内毛细胞(约 2800～4400 个) 和 3～5 层外毛细胞(约 11200～16000 个) 及支柱细胞和盖膜组成。盖膜位于毛细胞上,其一端在螺旋板根部,另一端游离,悬在内淋巴液中,与毛细胞的纤毛接触。螺旋器是听觉感受器的主要部分。如图 1-1-12。

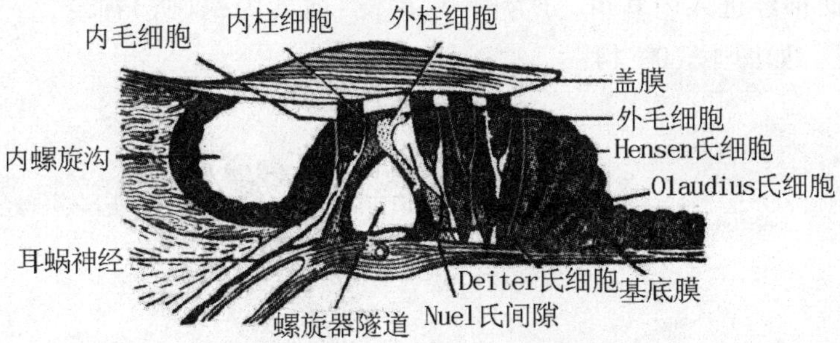


**图 1-1-12 螺旋器示意图**

耳蜗神经的纤维末梢分布在螺旋器内,与毛细胞有突触关系。

基底膜上有约 24000 根基底膜纤维,排列规则:在蜗底处(镫骨底板),基底膜纤维短(约 0.04mm),固有频率高,感受的是高频率的声音信号;而在蜗顶处的基底膜纤维长(约 0.5mm),固有频率低,感受的是低频率的声音信号。如图 1-1-13。

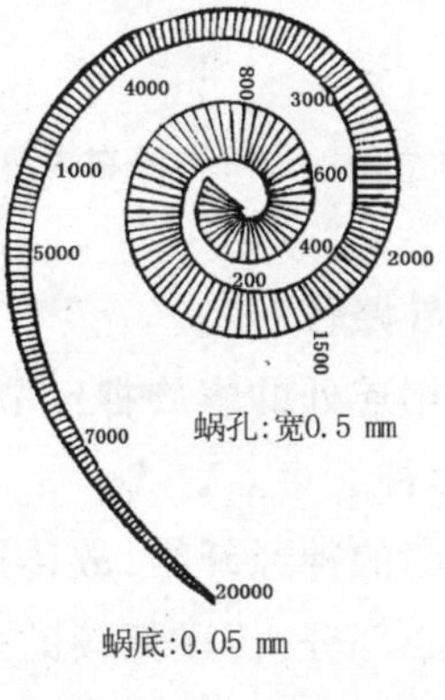


**图 1-1-13 基底膜的频率分布**

## 四、位听神经及其传导路径

前庭神经和耳蜗神经合称位听神经。位听神经在延脑、桥脑之间离开脑干，偕同面神经进入内耳道，分为前、后两支：前支为蜗（听）神经，后支为前庭（位）神经。如图 1－1－14。

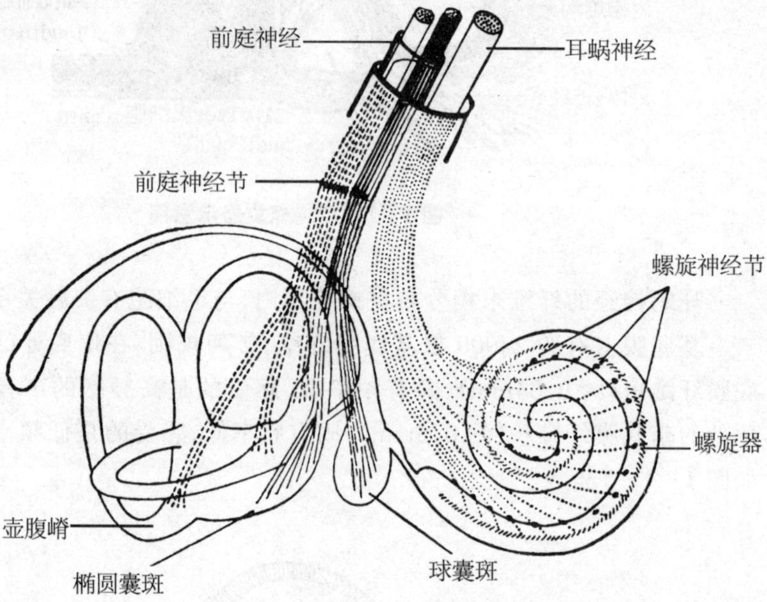


**图 1－1－14 位听神经在内耳的分布**

（一）蜗（听）神经及其传导路径

位于蜗轴与骨质螺旋板相连处的螺旋神经节由双极细胞构成。双极细胞的轴突约 30000 根，形成圆形神经束。

神经束的外层是来自蜗底的神经纤维，故传递高频的声音信号，来自蜗顶的神经纤维组成神经束的中心部分，传递低频的声音信号。

构成螺旋神经节的双极细胞的树突，透过骨质螺旋板与螺旋器的毛细胞相突触，其中来自螺旋神经节的 95％的神经纤维与约 3000 根内毛细胞连接；而 5％的神经纤维与约 9000 根外毛细胞连接。

螺旋神经节双极细胞的轴突形成圆形神经束，在内耳道形成蜗神经，经内耳门入颅，上行止于延脑、桥脑之间的蜗神经背核和蜗神经腹核，此为听觉第一级神经元，其胞体位于螺旋神经节。

胞体位于蜗神经背核和蜗神经腹核的第二级神经元发出的传入神经纤维上行至两侧上橄榄体（其中一部分直接进入外侧丘系，并止于外侧丘系核）。

自上橄榄核出发的第三级神经元发出的传入神经纤维，沿外侧丘系上行止于下丘；自外侧丘系核出发的另一支第三级神经元发出的传入神经纤维止于内侧膝状体。

自下丘核或内侧膝状体核发出的第四级神经元的传入神经纤维经内囊终止于大脑皮层的听区即颞横回。如图 1－1－15。

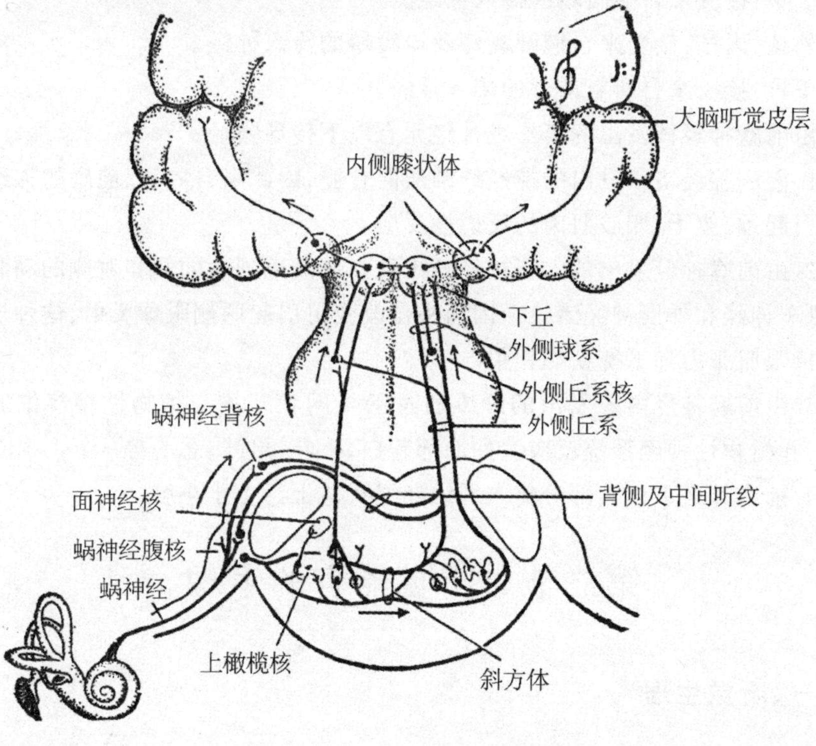


**图 1－1－15 蜗神经的传导路径**

由于第二级、第三级神经元有交叉及不交叉的纤维，故一侧外侧丘系或听皮层受损时,可导致两侧听力减退,且对侧较重。一侧蜗神经或蜗神经核损坏时,引起同侧全聋。

(二)前庭(位)神经及其传导路径

位于内耳道底部的前庭神经节亦为双极细胞。其上部细胞的树突分布于上、外半规管壶腹嵴及椭圆囊斑,下部细胞的树突分布于后半规管壶腹嵴及球囊斑。双极细胞的轴突构成前庭神经,约含 2000 根神经纤维。

前庭神经在耳蜗神经上方进入桥脑及延脑,大部分止于前庭神经核区,小部分越过前庭核核区直接进入小脑。

前庭神经核区位于延脑和桥脑部分,共四对,分别为前庭神经上核,外核,内核及下核。

上核:接受来自壶腹嵴的传入神经。

外核、内核:接受来自椭圆囊斑及壶腹嵴的传入神经。

下核:接受来自所有前庭的传入神经。

由前庭神经核发出的第二级神经元有以下传导路径:

1.前庭神经诸核发出的神经纤维通向脊髓,因此来自内耳、前庭的神经冲动可引起颈、躯干、四肢肌肉的反射性反应。

2.由前庭神经发出的上行神经纤维经内侧纵束到达同侧和对侧的动眼神经、滑车神经和外展神经诸核。因而头位改变可引起两侧眼球反射,这种反射与维持眼肌张力和平衡密切相关。

3.由前庭神经内核发出的纤维通过脑干网状结构与植物性神经细胞连接,引起植物性神经系统反应。如面部苍白,呕吐,出汗,恶心等。

4.前庭神经下核大部分传入纤维经绳状体上行止于小脑。

## 第二节 听觉器官的生理

### 一、听觉生理

(一)声音与听觉的一般特性

声音是由物体的振动而产生。物体的振动(我们称之为“声源”)引起其周围空气分子相应的振动,传入人耳导致鼓膜振动,经过中耳、内耳等一系列听觉器官,最终使人听到声音,形成听觉。

物体振动后引起空气分子以波的形式从声源向四周以疏部和密部交替的形式立体扩散地传播，空气分子并不是从声源一直跑到你的耳朵里，而是在它本来的位置振动，从而引起与它相邻的空气分子随之振动，声音就是这样从声源很快地向外传播的。声音在空气中的传播速度是334.8米/秒(22℃)。能传播声音的波叫声波。声波的传播介质是空气、液体或固体，真空中没有介质所以说声音在真空中是不能传播的。

声波在气体和液体的传播是纵波，纵波传播的方向与物体振动的方向是一致的。在固体中，声波既可按纵波形式传播，也可按横波形式传播。但一般来说，声波是纵波。

1.声音的特性

声音的特性即声音的物理量，有如下几个：

(1)振幅

声波在传递过程中，介质中的每一个质点都在自己的平衡位置做往返的简谐振动，质点离开平衡位置的最大位移叫振幅。

(2)波长

声波传播过程中一个疏密相间之间的距离叫波长。

(3)频率

质点完成一次振动所需要的时间叫周期。产生声波的物体每秒钟振动的次数叫频率，单位为赫兹(Hz)。人类能感受到声波的频率在20～20kHz之间，频率大于20kHz称为超声波，频率小于20Hz称为次声波，地震波和海啸都是次声波。人耳是听不到超声波和次声波的，但有些动物的耳朵比人类的要灵敏得多，比如蝙蝠就能“听到”超声波。超声波、次声波和声波的物理特性是相似的。

人耳听到声音的频率范围在20～20000Hz之间，其中以1000～3000Hz最为敏感。汉语的语音频率范围主要在200～4000Hz之间；

世界上很少存在单一频率的声音即纯音，我们所听到的声音大多都是包含有各种频率、振幅的复合音。复合音又分为乐音和噪声。乐音是周期性的振动，它除了包含一个频率最低振幅最大的基音外，还包括许多与基音频率成整数倍的陪音，又叫泛音。而噪声则是非周期性的振动，组成它的各个纯音的频率之间没有整数倍的关系。

(4)声阻抗

声波传播过程中,振动能量引起介质分子位移时所遇到的抵抗叫声阻抗。介质不同,声阻抗的大小也不同,在液体中的声阻抗大大高于在空气中的声阻抗。

2.听觉的特性

听觉的特性即声音的心理量,有如下几个:

(1)音调

音调是人耳对声音的高低的感觉。它主要是由声音振动的频率决定。频率越高,音调越高,不同频率的声音被人感知后产生的感觉不同。让我们对声音的频率与感知后产生的音调的高、低的感觉做一个比较直观的比较:大鼓的“蓬蓬”声音的频率很低,大约在数十赫兹左右,感觉音比较低;锣声、铃声的频率大约在2000～3000Hz左右,感觉音高一些;在人类语音中,女声比男声音调要高一点;童声要比成人的音调高一点;女高音要比男高音、女中音的音调高一些。“啊啊”声音的音调较低,“咿咿”声音的音调稍高,“嗤嗤、嘶嘶”声音的音调最高。知道这些常识很有用,在实际选配助听器时,你可以用这些声音来大致测试耳聋患者戴助听器前后对声音频率的反应。

声音频率的高低是相对的。在语音范围中,通常把1000Hz以上的区域称为高频区,500～1000Hz的区域称为中频区,低于500Hz的区域称为低频区。在声乐领域,80～320Hz为男低音,96～387Hz为男中音,122～488Hz为男高音,145～580Hz为女中音,259～1034Hz为女高音。

(2)响度

响度是人耳对声音强弱的感觉,主要是由声音振动的振幅决定。振动的振幅大,它在空气中传播的能量就大,听起来就感觉声音强。我们将振动时在单位面积上垂直通过的能量多少叫声强,其单位为瓦/米$^2$。声强决定响度。

人感知声强的范围为$10^{-12}$～$10^0$瓦/米$^2$。由于这一声强变化范围大,因而用其对数表示人们感受声强范围。叫声强级。规定以人们听到的最小声音的强度$I^0=10^{-12}$瓦/米$^2$为标准,这样,据公式:$L=LgI/I^0$,可计算出人感知声音的声强级的范围在0～12之间,单位为贝。

由于声强级贝的单位大,用它去衡量、测定其他声音时不够准确,因而将其扩大10倍作为衡量单位,即分贝(dB):$L=10LgI/I^0$,这样我们可知:人们感受声强的范围大约就在0～120分贝(dB)。

下面表1-2-1是列举的日常现象、声强和响度之间的关系表。

表 1－2－1　声强与日常生活中声音关系

| 日常现象 | 声强(dB) | 响度 |
| --- | --- | --- |
| 最小可闻声 | 0 | 很静 |
| 树叶沙沙声、耳语声 | 10 | 安静 |
| 4 英尺处的口哨声、手表滴答声 | 20 | 较静 |
| 晚上无车辆的安静街区、铅笔写字声 | 30 | 较静 |
| 晚上城市噪声、电动打字机的打字声 | 40 | 较静 |
| 10 英尺外的汽车声、一般性的交谈 | 50 | 响 |
| 商店内的声音、洗衣机的工作声 | 60 | 响 |
| 繁忙的交通声、一般的关门声 | 70 | 响 |
| 室内收音机大声播放的音乐 | 80 | 较响 |
| 10 英尺外风钻声、大街上车辆过往声 | 90 | 较响 |
| 35 英尺外的铆接声、电锯声 | 100 | 极响 |
| 音量开得很大的随身听、现场演奏音乐声 | 110 | 极响 |
| 警笛声、大的雷声、摇滚音乐会,是影响情绪的阈限 | 120 | 极响 |
| 开路机的锤头敲击声 | 130 | 极响 |
| 喷气式飞机发动机的发动,是耳朵感受刺痛的阈限 | 140 | 极响 |

(3)音色

我们日常生活中听到绝大部分声音都是复合音,由若干振幅、频率不同的声音叠加而成。

若干频率、振幅不同的声音中振幅最大,频率最低的音叫基音,其余皆为泛音,乐音中泛音振幅小,频率是基音频率的整数倍。音色是指同一基音频率但有不同数目泛音组成的复合音为人所感知时所产生的主观感觉。如演奏同一曲子,之所以听出是钢琴演奏还是黑管演奏,是由于它们的泛音个数不同,钢琴是 16 个纯音组成,其中一个基音,15 个泛音,而黑管是由 10 个纯音组成,其中 1 个基音,9 个泛音。

由上可见,音色是由泛音的数目及其频率、振幅决定的。

(4)听阈

刚刚能够引起人耳听觉的最小声强值叫听阈。准确的听阈可在安静的环境中借助纯音测听计测出。人耳的听阈值随着频率的不同而各异,将不同频率上的听阈值连成一条曲线叫听力曲线。同一频率上,听阈提高,则听力减退。

(二)声音传入内耳的途径

声波是通过空气传导和骨传导两种途径入内耳的,通常情况下以空气传导为主。

1.空气传导(A.C.)

空气传导的过程简示如下:

声波→耳廓→外耳道→鼓膜→锤骨→砧骨→镫骨→前庭窗→内耳外淋巴
|← 外耳 →|← 中 耳 →|← 内
→耳蜗内淋巴→螺旋器→听(耳蜗)神经→皮层颞叶,形成听觉。
耳 →|← 听神经 →|← 听 觉 中 枢 →|

2.骨传导(B.C.)

声波直接经过颅骨使内耳的外、内淋巴发生相应波动,并刺激耳蜗的螺旋器的毛细胞,毛细胞产生神经冲动并通过蜗神经传至大脑皮层听觉中枢,产生听觉,这一形成听觉的途径是骨传导,简称骨导。骨导过程如下:

声波→颅骨或鼓窦区→耳蜗外淋巴→内淋巴→螺旋器→听(蜗)神经→听觉中枢,形成听觉。

正常人听觉形成中,气导占优势,故感觉明显,而经骨导传入耳蜗的声能甚微,故在一般情况下意识不到,也无实际意义。但在外耳,中耳有障碍如鼓膜穿孔、听骨链受损等的情况下听觉的形成主要就靠骨传导途径了。另外,骨导在耳聋鉴别和诊断中有着重要的意义,我们可以根据骨导以及气导与骨导听力比较,大致确定耳聋的部位及性质。

(三)外耳生理

人的耳廓小,不能活动,其生理机能主要是收集声波;辨别声源方位的机能可以通过声音到达两耳的时差感觉及头部的运动实现的。

由于外耳道平均 2.5cm，是一端封闭的管腔，故对波长为其 4 倍的声波起最佳的共振作用，即增压作用。

外耳道固有频率 3800Hz，对该频率及附近频率的声音在鼓膜附近的声压可提高 10～12dB。

外耳道可保护耳的深部结构免受伤害。

(四)中耳生理

声波在传播过程中，振动能量引起介质分子位移时所遇到的阻力或抵抗成为声阻抗。两种介质的声阻抗相同时，声能从一种介质到另一种介质中的传递最有效，两种介质声阻抗相差越大，声能传递效率越低。声音在从空气到水的传递过程中，声能仅仅约 0.1% 传入水中，其余声能均被水面反射而消失了，故水的声阻抗大大高于空气的声阻抗。

中耳主要生理机能就是作为变压增益装置，使液体对声波传播的高阻抗与空气对声波较低的声阻抗得以匹配，从而可把从空气中声波振动能量高效而顺利地传入内淋巴，这种功能是通过鼓膜与听骨链组成的传声变压结构完成的。

1.鼓膜

鼓膜振动频率一般与声波一致，但其振动形式会因声音频率的不同而有差异。

鼓膜的解剖面积 85～90mm$^2$，镫骨底板面积 3.2mm$^2$，因鼓膜周围振动幅度较小，实际有效面积占其解剖面积的 2/3，约 59.4mm$^2$，是镫骨底板面积的 18.6 倍。根据压强相等原理，声压从鼓膜传到镫骨底板时可增强 18.6 倍。

鼓膜的形状是锥形，保持传入声波的音色，避免了失真。

2.听骨链

听骨链是一杠杆装置，它可将声波振动由鼓膜传至内耳，实现有效的阻抗匹配。听骨链的运动轴向前通过锤骨长突，向后经过砧骨短脚。以活动轴心为支点，将锤骨柄与砧骨长脚视为两臂，长度之比 1.3:1，两端质量大致相同。根据杠杆原理，声压自锤骨柄到前庭窗时增加 1.3 倍。(如图 1－2－1)。这样，声压从鼓膜经过听骨链到达前庭窗总共可增加 1.3×18.6＝24.1 倍，相当于 27.6dB，而声波从空气到内耳淋巴液中衰减的能量约 30dB，这样通过中耳的增压作用可以基本上得以匹配，相互抵削。

3. 咽鼓管

咽鼓管的生理机能，主要有以下几个：

(1)保持鼓室内的新陈代谢和鼓膜内外的气压平衡

咽鼓管软骨部具有弹性，平时呈闭合状态。当做吞咽、打哈欠动作或大声喊叫时可使咽鼓管开放，咽鼓管的开放，可以将外界大气中的新鲜空气及时地补充到鼓室中，保证了鼓室内组织的新陈代谢，这样中耳的传音装置才能维持正常的活动，以利于声波的传导。

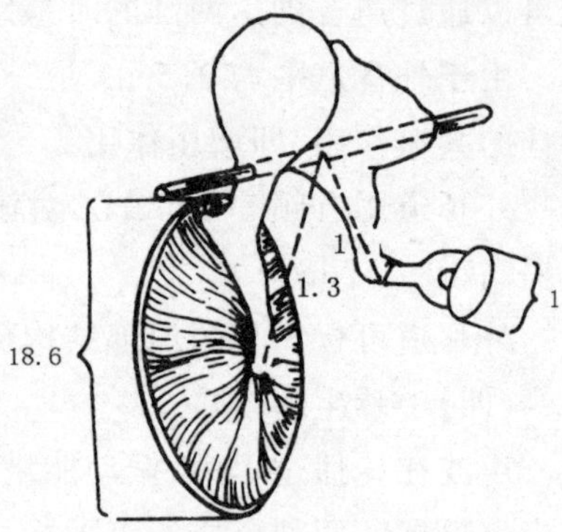

图 1-2-1　鼓膜、听骨链及扩音原理模式图数字表示鼓膜与前庭窗面积之比和听骨链长臂与短臂长度之比

另外，当大的声音刺激听觉器官时，可通过张嘴使气压从鼻咽部通过咽鼓管进入鼓室，使鼓膜内外气压保持平衡，以保护鼓膜不被损坏。

(2)引流作用

鼓室与咽鼓管的杯状细胞及粘膜腺产生粘液，借助咽鼓管粘膜上皮的纤毛运动，将之不断向鼻咽排出，这就是咽鼓管的引流作用，也称是咽鼓管的自洁作用。

(3)防声作用和消声作用

咽鼓管平时关闭，故能避免说话声、呼吸声经咽鼓管途径直接传入鼓室并引起鼓膜的振动。

当咽鼓管异常开放时，说话声、呼吸声的声波可直接传入鼓室，振动鼓膜而引起自听过响。然而咽鼓管外 1/3 鼓室段常处于开放状态，并且呈现逐步变窄的漏斗状，内表面皱褶状粘膜具有吸音机能，可吸收因圆窗膜及鼓膜振动而引起的鼓室腔内的声波，故有消声作用。

(4)防止上行性感染的功能

咽鼓管软骨段粘膜较厚，表面的皱襞具有活瓣作用，加上粘膜上皮的纤毛运动，对防止鼻咽部的液体、异物及感染病灶等进入鼓室引起中耳感染有一定的作用。

(五)耳蜗生理

耳蜗有传音和感音两大生理机能：

1.传音机能:将前庭窗所受的声能传到毛细胞。

声波振动能量通过镫骨底板、前庭窗传至外淋巴时,镫骨前伸,前庭窗膜内陷,圆窗膜外凸,导致前庭阶与鼓阶之间产生压力差,进一步刺激、挤压膜蜗管中的基底膜和盖膜,使基底膜做上下振动,而盖膜的游离缘也发生上下振动,刺激基底膜上柯蒂氏器内、外毛细胞上的听毛,基底膜、盖膜发生振动是由蜗底向蜗顶以波的形式沿基底膜向前传播,振幅渐增,当达到其固有频率与声波频率相一致时,振幅最大。离开该部位后,振幅很快减小至完全停止,时间大约3ms。

2.感音机能:将螺旋器受到的声能转换成蜗神经的电位。

基底膜与盖膜的内缘不在同一轴上,基底膜的内缘附着在骨质螺旋板上,而盖膜的内缘则与螺旋板连结,故而两膜虽同时产生上下振动,但两者之间发生的是交错移行运动,即剪切运动。两膜之间产生一种剪切力,在剪切力的作用下,使基底膜上柯蒂氏器的内、外毛细胞的听毛受到盖膜的上下振动而发生弯曲,偏转,从而引起毛细胞兴奋,至此声音由机械能的形式转换成电能形式,使附于毛细胞上的蜗神经末梢产生兴奋而发生神经冲动,传递至蜗神经并沿蜗神经传导路径上行至大脑的听觉皮层形成听觉。

膜蜗管中盖膜和基底膜发生最大振幅的部位与声波的频率有关。每一频率的声波都在盖膜、基底膜上有一相应的部位产生最大振幅,高频声音信号引起基底膜最大振动振幅的部位在蜗底或接近前庭窗处,即靠近镫骨底板的基底膜与高频声音发生共振,低频声音信号引起基底膜最大振动幅度的部位在蜗顶或接近蜗孔处,2000Hz 频率的声音引起基底膜最大振动幅度的部位大约在蜗顶到镫骨底板的中点。不论骨导还是气导,引起的行波总是从基底膜底端(镫骨底板处)向上传播,底端对各种频率的声波均有反应,而顶端只对低频率声波有反应。基底膜不同部位的固有频率不同,只有外来声音频率与之相同时,该处的基底膜才会产生共振(振动幅度最大),该部位毛细胞及神经纤维受到的刺激也最强,产生的神经冲动会沿着起源于该处基底膜的神经纤维传导到大脑皮层的听觉中枢,产生相应的音调感觉,这就是耳蜗对声音频率初步分析的基本原理。

## 二、平衡生理

(一)半规管生理

半规管的生理机能主要是感受正、负角加速度的刺激,每一膜半规管内都充满内淋巴液,被壶腹的终顶所阻断,终顶的毛细胞上有纤毛,终顶游离在内淋巴液中。当头部平静处于静止状态时,终顶两侧液压相同并处于中间位置。当头部承受角加速度旋转时,膜半规管中内淋巴液因惯性作用发生反旋转方向的流动,因而推动终顶随内淋巴液流动方向倾倒,使埋在内淋巴液内毛细胞的纤毛弯曲而受到刺激,这种刺激可转变成化学刺激,经过突触传递给前庭神经末梢,形成神经电活动后沿前庭神经传导路径传入各级前庭中枢,引起综合反应,维持躯体平衡。

三个半规管相互垂直,能对来自于三度空间任何一个平面(上下、左右、前后)的角加速度旋转的刺激产生协调反应以维持平衡。

每对半规管对所在该平面的旋转最为敏感,引起的刺激最大。若角速度方向与任何一对半规管都不平行,引起反应将视作用在各半规管上的分力而定。

(二)前庭中椭圆囊与球囊的生理

前庭中椭圆囊与球囊构造相同,都有耳石膜,故两者又叫耳石器官。其主要功能是感受直线加速度维持人体静态平衡。

囊斑毛细胞的纤毛埋在耳石膜中,耳石膜表面有位觉砂,其比重高于内淋巴。当头部进行直线加速度时,位觉砂因惯性向反方向产生位移,使毛细胞的纤毛受刺激而弯曲。毛细胞具有换能功能,将这种物理刺激转换成神经动作电位,将此沿神经纤维传入前庭各级中枢,以感受头部各种变化,产生综合反应,维持身体平衡。

球囊斑主要感受头在额状面上的静平衡和直线加速度,影响四肢内收肌和外展肌的张力。

椭圆囊斑主要感受头在矢状面上的静平衡和直线加速度,影响四肢伸肌和屈肌张力。

# 第二章　听觉器官的病理

## 第一节　听觉器官的常见症状

### 一、耳痛

耳痛即耳内疼痛或耳周疼痛。

大部分的耳痛(约95%)是由于外耳和中耳病变(如炎症)的刺激引起。

小部分的耳痛(约5%)为牵涉性痛或反射性痛。这是因为耳部有丰富的感觉神经分布。主要有:

三叉神经的耳颞支:分布于耳屏、部分耳轮皮肤、外耳道前壁、上壁和部分鼓膜表面;

耳大神经和枕小神经:均来自颈丛,分布于耳廓后面、前面、乳突表面。耳大神经有分支分布到外耳道;

迷走神经的耳支:一支分布于耳甲腔、外耳道后壁和鼓膜,一支分布于耳廓后内方及邻近乳突皮肤;

鼓室神经丛:位于中耳鼓岬表面,由舌咽神经鼓室支、面神经的鼓室神经交通支和颈内动脉交感神经丛组成,支配鼓膜内层及鼓室的感觉。

这些神经本身的病变或远处器官的病变通过这些神经的反射,会引起牵涉性痛或反射性痛。

因此,耳痛可分为耳源性耳痛、反射性耳痛。

(一)耳源性耳痛

耳源性耳痛也称原发性耳痛,是由于外耳、中耳本身的疾病压迫和刺激局部的痛觉神经末梢引起,如外耳道撕裂、耳廓外伤,耳廓软骨膜炎、耳廓冻伤、耵聍膨胀嵌顿、外耳道炎、外耳道疖、外耳道异物、鼓膜炎、鼓膜外伤、急慢性化脓性中耳炎、分泌性中耳炎、耳廓恶性肿瘤、鼓室负压或积液等。由于原发疾病不同,耳痛的症状各异。比如外耳道疖引起的疼痛局限于外耳道的外方;在外耳道疖发展的不同时期,可有持续性痛和跳动性痛,当用手压耳屏、张口或咀嚼时疼痛会加重,在外耳道疖化脓、溃破后,耳痛迅速减轻或消退;急性化脓性中耳炎引起的耳痛,部位在外耳道深部,按耳周围或咀嚼时,无明显疼痛,而在打哈欠、吞咽或擤鼻涕时,疼痛会加重。

(二)反射性耳痛

反射性耳痛即继发性耳痛,是由于分布在耳部的感觉神经病变,或其所支配其他部位病变引起的疼痛,可通过该神经反射到耳部引起疼痛。

腭、舌、咽部疾病如扁桃体疾病、咽部肿瘤、咽部溃疡、咽部脓肿、舌癌等可因舌咽神经引起反射性耳痛。

喉部疾病如喉结核、喉癌、喉咽癌、喉软骨膜炎等可因喉上神经经迷走神经耳支引起反射性耳痛。

鼻、口腔疾病如鼻窦炎、龋齿、牙周炎、舌溃疡、口底肿瘤、唾液腺感染、错位咬合等可因三叉神经上颌支或下颌支经三叉神经耳颞支引起反射性耳痛。

此外,颞颌关节及其邻近组织疾病如颞颌关节炎、腮腺炎、腮腺肿瘤等可通过耳颞神经引起反射性耳痛。

小儿上呼吸道与消化道疾病等均可通过神经反射将疼痛反射到耳部引起耳痛。

## 二、耳漏

耳漏又称耳溢液,系指外耳道积聚或流出的异常液体,可来自外耳道、中耳、内耳及颅内或耳周围组织的不同部位的急慢性炎症、创伤和肿瘤等,以炎症、病变所致的耳漏最为常见,是耳部疾病的常见症状。

耳漏的性质不同,有的如油脂,有的为浆液性或粘液性,有的为脓性,水样或血性等,有的为混合型。

油脂性耳漏俗称“油耳”或“糖耳”,是外耳道耵聍腺体分泌物过多的缘故,是黄褐色或淡黄色，呈胶体油状，粘附在外耳道口或其内壁上，一般无异常味道。

淡黄、透明、稀液体的耳漏，多为中耳粘膜粘液腺分泌物或从血管中漏出的血清，含有粘液素，可拉成细丝，一般无臭味，可见于中耳炎的好转期。

脓性耳漏较多者，多见于急、慢性化脓性中耳炎、外耳道炎、外耳道疖等，若脓液不多且具有恶臭味，可能是胆脂瘤。此外，有时候化脓性腮腺炎、化脓性颈淋巴结炎等，溃破入外耳道时，也可能产生脓性耳漏。

水样耳漏，发生于颅脑外伤，颅底骨折导致鼓膜破裂，有清水样液体从外耳道流出来，多混有血液，这是脑脊液耳漏的特征，可引起脑膜炎，应当引起注意。

有血性耳漏者，可能患有大疱性鼓膜炎、耳外伤、中耳癌等。

根据耳漏的性质、量的多少、持续时间久暂等，可对病因及病情程度做出大致判断。

## 三、耳痒

耳痒是外耳皮肤感觉神经末梢受到轻微刺激引起搔抓或摩擦皮肤的欲望，是一种使人产生搔耳或挖耳欲望的感觉。可突然发作、阵发或持续存在。一般为局部疾病引起，如耳部疾病有外耳湿疹、外耳道真菌病、外耳道异物（小昆虫等）、耳廓冻伤、慢性化脓性中耳炎长期流脓、外耳道炎、耳内皮肤干燥脱屑等。亦可由全身性疾病所致或与全身性疾病同时存在，如糖尿病、皮肤干燥症、尿毒症等，可引起全身性瘙痒也可能发生耳痒。

## 四、耳聋

耳聋亦即听力减退、听力损失或听觉障碍，是由于听觉系统发生病变所导致不能形成听觉，表现为听不到声音或听不清声音。

病变发生在听觉系统的传音部分（外耳和中耳）引起的耳聋，叫传音性聋。病变发生在听觉系统的感音部分（耳蜗、听神经和大脑皮层听觉中枢）引起的耳聋叫感音性聋。病变同时发生在听觉系统的传音部分和感音部分时，称混合性聋。

这些均为器质性聋。

由精神创伤引起的聋，叫功能性聋。

另外,还有伪聋又称诈聋、装聋者。

耳聋的程度有轻有重:轻者为重听,有一定程度的残存听力;重者基本上无残存听力,称为全聋。一般所说的聋人这两种情况全包括。小儿自幼失听,不能形成听觉反馈,发出的声音逐渐内化,最终可能成为哑。

造成耳聋的原因很多,也很复杂。从时间上有先天因素和后天因素:先天的因素有遗传的,有非遗传的。遗传的因素有近亲结婚、基因突变等;非遗传性耳聋的因素有产前的(孕妇病毒感染、药物、早产、Rh 血型不合等)、产程的(窒息、产钳外伤等)等。后天的因素是出生后的因素引起的,有病毒感染引起的,有药物引起的,也有意外损伤引起的等。此外,还有其他原因,地方性疾病如克汀病可能引起耳聋;系统慢性疾病如糖尿病、肾脏病营养性疾病等可能引起耳聋;人体内某些必需元素如 Fe、I、Zn、Mg 等的代谢障碍也有可能引起耳聋等。

## 五、耳鸣

耳鸣是患者在外部并无相应的声源的情况下耳部产生的一种声音感觉,是听觉功能紊乱所致的常见耳部症状。

耳鸣的发病率较高。有报道成人中 10%～26%的患有不同程度的耳鸣,保守估计我国约有 1.2 亿耳鸣患者,其中 4%～8%有严重的耳鸣。发病率随年龄增长而增高,74%～80%发病率在 40 岁以上,最常见的发病年限在 50～70岁;耳鸣无明显的性别差异;左耳发病多于右耳,有人调查在单侧耳鸣中,左耳发病率 46%,右耳仅 29%,这可能与大脑的优势半球有关。

耳鸣的表现多种多样,有的是单侧性耳鸣,有的是双侧性,有的是阵发、间歇性出现,有的持续不停,有单一频率的,有多种声音并存的。有的耳鸣伴有耳聋,有的单有耳鸣而无耳聋的,等等。其声响有高有低,有如蝉鸣,或如风声,或如流水声夹杂蟋蟀的叫声等。耳鸣与头鸣,幻听不同。

绝大多数为主观性耳鸣,即在外部无声源的情况下,仅患者自身能听到鸣声,而主试听不到,也称自觉性耳鸣或非搏动性耳鸣,约占耳鸣患者的 95%以上;少数是客观性耳鸣,也是在耳附近没有声源的情况下产生的耳鸣,但病人与主试或旁人均能听到耳鸣声,也称振动性耳鸣、颤动性耳鸣或外在性耳鸣、他觉性耳鸣等。

轻者安静时方觉察出耳鸣,重者工作时都感到吵闹不安。

耳鸣的发病机理、病因比较复杂,它与疲劳、睡眠、月经周期、情绪因素、头部血液循环状态及内耳缺氧等都可能有关。有些耳鸣的原因可以找到的,有的耳鸣是在根本找不到任何可能原因的情况下发生的。耳鸣还与社会因素、心理因素等有密切关系,它们可以互为因果。有人用"耳鸣问卷"调查发现,67.7%的耳鸣患者存在心理问题甚至心理障碍。

引起耳鸣的原因较多,依其分类来看,主观性耳鸣主要原因有:

①外耳、中耳疾病如外耳道炎、外耳道异物、外耳道肿瘤、耵聍栓塞、急性中耳炎、慢性中耳炎、听骨链粘连、咽鼓管阻塞、鼓室积液等。

②内耳疾病如美尼尔氏病、耳硬化症,听神经瘤、耳毒性药物中毒、噪音刺激等,内耳疾病引起的耳鸣是高音调的。

③药物中毒如使用大剂量的耳毒性药素如链霉素、庆大霉素、新霉素、卡那霉素、奎宁、氯奎、奎尼丁、阿司匹林等。

以上原因引起的耳鸣伴有听力减退,若任其发展,不及时治疗,可能会导致耳聋。

④一些全身性疾病,如高血压、低血压、动脉硬化、贫血、白血病、肾病、肝脏疾病、结核病、慢性支气管炎、糖尿病、毒血症、植物性神经紊乱、甲状腺功能亢进或减退以及长期接触铅、汞、苯、砷等化学物质和烟、酒过度者等,都有可能引起耳鸣。

此外妇女在月经期、绝经期或妊娠期也可能出现耳鸣。

⑤中老年人因听觉器官功能退化可引起耳鸣。

⑥精神因素如紧张、疲劳、身体虚弱、神经衰弱时,引起局部供血不足,影响内耳供血,也可引起耳鸣,过度的紧张还能加重耳鸣。

以上原因引起的耳鸣不伴耳聋和眩晕。当这些因素或病情消失时,耳鸣也会自然消失。

客观性耳鸣多因心血管病变或肌源性病变导致,如脑血管病、动静脉瘘、腭帆张肌、骨肌强烈的阵发性收缩等。

耳鸣可能是某些疾病的先兆。如注射链霉素、庆大霉素之后发生耳鸣,提示已发生耳中毒,如果能及时发觉、停药并及时治疗,则可减轻或避免导致耳聋;高血压病人出现耳鸣,提示血压上升;耳鸣还可能是心脏病发作的先兆。

中医文献中把耳鸣、耳聋并称。有记载:"耳鸣者,聋之渐,稚气闭耳聋者,未有不先鸣者。"这就是说耳鸣患者多数有不同程度的听觉系统病变,经听力检查都有不同程度的听力损害。

国外最新医学研究发现耳鸣的频率常与听力减退的频率基本上吻合。如蝉声、铃声等高调耳鸣,听力曲线高频段下降明显。耳硬化症及中耳炎所致的低调耳鸣,低频听力丧失明显。可见,耳鸣、耳聋多同时发生、发展。

发生耳鸣怎么办?(1)如果耳鸣较轻,有时自己按摩或针灸耳屏前方的穴位,可使耳鸣消失。(2)如果耳鸣明显,持续不退则应到医院检查,找出病因,予以治疗。如因患某些全身疾病所致耳鸣,则应治疗全身性疾病。(3)饮食与营养的调节。研究表明,大多患耳鸣的人缺乏维生素 $B_{12}$,营养学家推荐每天可服适量维生素或 $V_A$ 至少对耳鸣部分显效;戒烟酒和咖啡因,因为这些可使耳鸣加重;饮食中少用盐,因盐能使液体在耳中集聚,加重耳鸣;避免服用大量阿司匹林,避开强噪音环境,因其可加重已有的耳鸣。

如果因耳鸣无法入睡时,试着打开收音机,听一段优美的音乐,可以掩蔽耳鸣。

预防:①注意防治病毒性感冒及心血管疾病,调畅情志,避免思虑过度和急躁恼怒。②要注意对噪声的防护。③不滥用耳毒性药物。④忌辛辣,忌烟酒、腥等,饮食宜清淡。

## 六、眩晕

眩晕是一种运动错觉,系前庭系统病变的症状,是患者对空间关系的感觉障碍,自觉自身旋转或周围物体旋转以及摇摆不稳、升降、晃动、倾斜等的单向运动感。病变的部位愈靠近迷路,则愈表现为典型的旋转性眩晕。眩晕按其性质可分为两类,一类是以旋转感为主的“真性眩晕”,另一类是不具有明确旋转感的“假性眩晕”。眩晕按解剖部位分为周围性眩晕、中枢性眩晕两类。一般习惯用后一种分类方法。其鉴别方法见表 2－1－1。

### (一)周围性眩晕

周围性眩晕即耳源性眩晕,是指自内耳迷路到前庭神经核前(不包括前庭神经核)病变所致的眩晕。患者突然感到自身或四周景物旋转或摇摆,可因头部变动而加重,持续时间短,伴有耳鸣、听力减退。这种眩晕的特点是:急性发作,可出现规律性(多为水平性)眼震,常伴恶心、呕吐等植物性神经症状,一般神智清楚,有自行缓解或反复发作倾向。病人的症状可于几周内消失。引起周围性眩晕常见疾病如美尼尔氏病,迷路炎,窗膜破裂、耳毒性药物中毒等。

表 2-1-1　周围性眩晕、中枢性眩晕的鉴别

| 周围性眩晕 | 中枢性眩晕 |
|---|---|
| 1. 起病急,持续时间短,常复发。 | 1. 起病隐袭,进行性加重,持续时间长,数月或数年。 |
| 2. 眩晕程度重,伴有恶心、呕吐、面色苍白、出汗等自主神经症状。 | 2. 眩晕程度轻,常无自主神经症状。 |
| 3. 自发性眼震呈水平或水平旋转,与眩晕程度成正比。 | 3. 眼震为水平、旋转、倾斜或垂直,与眩晕程度不一致。 |
| 4. 倾斜方向朝眼震慢相侧。 | 4. 倾斜方向不定。 |
| 5. 神志清楚,绝无意识丧失。 | 5. 有意识丧失。 |
| 6. 伴有耳聋、耳鸣,但无其他脑神经受累症状。 | 6. 耳聋、耳鸣少见,可有颅内压增高或其他神经受累症状。 |
| 7. 前庭功能减弱或丧失。 | 7. 前庭功能正常 |

(二)中枢性眩晕

中枢性眩晕是由前庭神经核到前庭的皮层代表区间的病变所致,缓慢,持续时间长,无耳鸣、耳聋,伴有眼震和其他中枢系统的病症。

眩晕的病因很复杂。有些眩晕的病因很明确(如药物中毒),但约有 30% 的病例却很难找出其病因。现按系统加以分类:

1. 前庭系中的异常刺激性病变:美尼尔氏病、迷路炎、脑外伤累及内耳、迷路血循环障碍、药物中毒、氨基甙类抗生素中毒、前庭神经元发炎、椎基底动脉供血不足、脑干或大脑占位性病变、多发性硬化等。

2. 全身性病变:高血压或低血压、心脏病、心律不齐、严重贫血、白血病、甲状腺机能低下、糖尿病、更年期综合征、呼吸性酸中毒、脑外伤后遗症、低血糖、神经官能症、动脉硬化、血栓等。

3. 眼、鼻、口腔疾病:眼压异常、屈光不正、慢性鼻窦炎等。

4. 功能性疾病:神经官能症、癔症等。

# 第二节 耳外伤及其防治

## 一、耳廓外伤

耳廓位于头的两侧,因此任何涉及头部的暴力如碰击、刺割、爆炸等均有可能损伤耳廓。耳廓损伤可以单独存在,也可以与颌面、头颈部外伤同时存在。耳廓外伤可以分为耳廓皮肤擦伤、钝挫伤、撕裂伤和缺损。

(一)耳廓皮肤擦伤和钝挫伤

此类是耳廓外伤中最轻的一种,患者可表现局部疼痛、皮肤擦破、渗血、耳廓充血、肿胀等,有时软骨膜出血可形成血肿而导致局部呈暗红色圆形肿胀,触诊有压痛及波动感,穿刺可抽出血液。有时耳廓挫伤可发生浆液性软骨膜炎或耳廓软骨膜下肿胀,有明显波动感,穿刺抽液为浆液。若血肿较小常可自行吸收或机化成一硬结。血肿较大很难自行吸收,易感染而迅速化脓,使耳廓广泛性充血肿胀,导致软骨坏死成为化脓性软骨膜炎,患者表现为耳廓疼痛剧烈、夜不能眠且伴有发热。因此对于较大的血肿或浆液囊肿,应及时在严密消毒下以粗针头抽吸,必要时行手术切开,清除渗液和血块后加压包扎,同时应用抗生素预防感染。若脓肿形成,应及时沿耳轮外缘做充分的切开引流,刮除坏死的组织,切除时不可姑息可疑的坏死软骨,以免治疗无效。创面用生理盐水冲洗,撒以抗生素粉,然后将耳廓复位贴合、稍加压力包扎,千万注意不要留有死腔,并全身大量应用抗生素,一般可望一周愈合。

(二)耳廓撕裂伤和缺损

耳廓撕裂伤和缺损是耳廓外伤中较重的一种,其损伤程度也各有不同,轻者为一裂口,重者耳廓局部组织缺损、耳廓部分或完全断离,甚至可合并有外耳道及耳周皮肤和软组织的损伤。若耳廓撕裂伤口感染严重常易继发感染而致软骨坏死,最终将遗留耳廓畸形,因此对耳廓撕裂伤口处理时,应对耳廓部分撕裂者先用3%双氧水冲洗局部以彻底清创,再用碘酒、酒精或生理盐水严密消毒;清除已粉碎或坏死的软骨,同时应尽量保留可成活的组织,以减轻愈合后的畸形,然后准确对位并用小针细线缝合,轻松包扎;同时静脉滴注抗生素如头孢霉素、青霉素类以防感染。对于断离的耳廓,应及时清洗并用肝素将其动脉冲洗后,抓紧时间对位缝合进行耳廓再植,缝合不宜过紧,术后须应用抗生素、扩张血管及抗凝药物，严密控制感染，再植的耳廓可望成活。若发现水泡或血泡，应在无菌条件下切开排液。

由于耳廓外伤常是由于意外的创伤而致，故患者须掌握一些必要的常识，如耳廓外伤后应尽快到医院就诊。对于断离的耳廓组织，千万不可弃掉，要用湿的生理盐水纱布包裹后随身带到医院，医生可根据情况将断耳组织再植，这样才有可能尽量避免耳廓缺损或耳廓畸形。另外耳廓外伤后切不可掉以轻心，自以为耳廓疼痛、肿胀是外伤后常事而延误就诊，患者必须密切注意耳廓的疼痛变化情况，应及早到医院就诊，以早期发现坏死软骨，早期得以治疗。特别要注意耳廓保温。

## 二、鼓膜外伤

鼓膜位于外耳道深部，但由于鼓膜甚薄，易遭受外伤。所以鼓膜可能因意外创伤与颅底骨折或颞骨骨折同时存在，也可能为单独的鼓膜外伤。

鼓膜外伤可以因直接外伤而致也可以因间接外伤而致。直接外伤如用尖锐钝器在外耳道取异物时鼓膜被损伤；用竹针、发卡或火柴棒挖耳时不慎将鼓膜损伤；冲洗外耳道耵聍时用力过猛；热的金属屑或矿渣溅入外耳道或误滴入腐蚀剂等，都可以直接引起鼓膜外伤。间接外伤多发生于空气压力急剧改变时，如炮震、爆炸时的气浪冲击、在耳部重力掌击等，均可使鼓膜破裂；咽鼓管吹张或擤鼻用力过猛、妊娠分娩时用力憋气、跳水时耳部先着水面，均可使鼓膜受伤。

病人一般在鼓膜破裂的刹那间，突然发生耳痛、耳鸣和耳聋，少量出血和耳内闷塞感。爆震伤除引起鼓膜破裂外，由于镫骨强烈运动而导致内耳受损，个别病人伴有短暂眩晕，恶心或混合性聋。鼓膜受伤后病人常感到患耳呈刮风样低调耳鸣，用力或擤鼻时患耳有气体溢出。

检查一般可见外耳道有少量的鲜血或血痂，鼓膜穿孔多呈不规则的裂孔形或三角形裂隙，穿孔周边可见血迹。直接外伤引起的穿孔多位于鼓膜的后下方，间接外伤引起者多位于前下方。如患者因创伤而致颅底骨折或颞骨骨折合并有鼓膜外伤时，外耳道则可见较多的血液，或血液经咽鼓管流入咽部自口腔吐出，或有清亮、透明的脑脊液漏出。

鼓膜外伤诊断较容易，若直接外伤引起的单纯鼓膜破裂，纯音测听检查为轻度的传导性聋。若因爆炸或其他间接外伤使耳蜗或迷路也受到不同程度的损伤时，则纯音测听为混合性聋。

鼓膜外伤的治疗主要为干燥疗法。禁止用药液冲洗耳道或应用滴耳剂，如果外耳道有泥土等异物，应予以清理：以 75%酒精消毒外耳道后，取出外耳道内的耵聍或异物，用消毒棉球轻塞外耳道口。对于附于鼓膜上的未感染的血痂一般不予以清除，使之自行干燥脱落。嘱咐病人避免感冒，暂时勿用力擤鼻涕，以免将细菌传入中耳引起感染，必要时可将鼻涕吸入咽部吐出。穿孔愈合前，禁游泳或任何水液入耳。

口服抗生素以预防感染。穿孔较小者一般一个月后多可自行愈合，若长期不愈合的穿孔可做鼓膜修补术。若继发感染需加强全身抗生素的应用及局部清洁，主要是吸出脓液，观察两周后，确知未伴有内耳外伤或颅底骨折时方可应用洗耳及滴耳药液。

鼓膜外伤的预防很重要。首先养成良好的卫生习惯，不用竹签、钢丝发卡挖耳。医生在取外耳道耵聍或异物时应谨慎从事，切勿损伤鼓膜。另外需加强劳动防护措施，对于能预知的爆炸，如放炮、炸山等可用棉团塞耳，有条件的应戴防护耳塞以保护鼓膜。对于不及防备的大的声音如炮震、放鞭炮等，可临时用手指或棉球塞耳或张口，这对保护鼓膜，避免鼓膜外伤是有益处的。

## 第三节 外耳的病理

### 一、先天性耳畸形

先天性耳畸形是引起传音性耳聋的重要原因之一。其发生率在 1/10000～1.4/10000之间。

先天性耳畸形的发病原因与遗传因素有关；怀孕 3～8 周的孕妇因受到病毒的感染（特别是风疹）而用药不当或接触放射性物质及电磁辐射等，也会导致胎儿耳畸形。

先天性耳畸形的范围主要包括：一耳或两耳的耳廓完全缺陷；耳廓仅有长条状或块状残体；小耳；耳廓形状不正常，扁平、低垂或前倾；耳廓移位；赘耳（副耳）或多耳；两耳耳廓大小、形状不对称；巨耳；外耳道闭锁等。

（一）类型及表现

外耳的先天性畸形分为三度：

第一度畸形：耳廓稍有畸形；小于正常耳；外耳道部分闭锁或全部闭锁；鼓膜可存在，但鼓室腔狭小；锤骨和砧骨融合，镫骨正常，也有呈畸形固定。

第二度畸形：临床常见类型，发生率约两倍于第一度畸形。耳廓发育不全，主要是小耳，耳廓可分裂或呈钩形，耳屏畸形或缺陷。

外耳道一般完全闭锁，鼓膜缺陷为后骨板所替代，外耳道的内 2/3 充满疏松骨质；鼓室腔变小，部分听骨畸形或缺陷，锤骨和砧骨融合占 1/2。

第三度畸形：耳廓大部分残缺不全，外耳道完全闭锁，鼓膜缺陷；耳廓的畸形程度与听骨畸形一致，面神经和内耳畸形的机会也增多。第三度畸形发病率最低，约占 7%。第三度畸形常伴有头、颈部畸形的综合症，如眼眶距增宽、牙齿畸形、聋哑、唇裂和腭裂等。

(二)临床诊断

由于先天性耳畸形主要表现在耳廓和外耳道，因此容易在早期发现，故临床上诊断很容易。

但要想了解是否伴有内耳畸形，则可借助于 X 片检查，如有条件亦可做岩部高分辨 CT，以了解耳蜗及半规管的情况。

(三)预防

由于耳的畸形是在胚胎发育时期引起的，所以母亲在孕期应该注意避免一切不利因素的影响，如接触放射线、同位素等；预防病毒和细菌的感染，增强体质。若发现儿童出生后有耳廓畸形或外耳道闭锁，应及时到医院就诊，在医生的指导下选择合适的时机实施手术治疗。

## 二、耳廓化脓性软骨膜炎

耳廓化脓性软骨膜炎是耳廓软骨膜的化脓性感染，常导致耳廓软骨的坏死，以致耳廓畸形。耳廓化脓性软骨膜炎多因耳廓外伤、烧伤、手术伤、针灸扎耳及耳廓血肿时细菌感染，或继发于邻近组织细菌感染的蔓延所致。最常见的致病菌是绿脓杆菌，其次为变形杆菌、金黄色葡萄球菌或甲型链球菌。

患者一般先有耳廓灼热感，继而局部红肿、疼痛，迅速加重，持续不减，使用一般止痛剂常无明显好转，患者全身不适，伴有发热。

耳廓呈弥漫性褐红色，由于肿胀失去正常形态，触痛明显；若脓肿形成，触之耳廓则有波动感；脓肿可穿破皮肤而排脓，软骨逐渐完全坏死，直到耳廓失去支架作用而卷缩形成“菜花耳”畸形。

临床上根据患者耳廓疼痛、发烧、耳廓弥漫性肿胀、压痛和软骨坏死等表现，诊断并不难，关键是早期治疗避免耳廓畸形。早期大量并及时地应用广谱抗生素可以控制感染，并结合物理疗法以促进耳廓炎症的消散。若脓肿已形成则应实施手术，切开引流，彻底清除坏死软骨。

由于耳廓软骨坏死及清除，失去支架作用，手术后耳廓会出现畸形。所以近年来，有人提倡早期实施耳廓切开术，彻底清理脓肿和病变软骨，随之植入硅胶耳廓支架。这种手术方法必须有效地控制感染，否则也会延误病情造成畸形。

耳廓脓肿已形成，耳廓软骨便很难保留，因此耳廓化脓性软骨膜炎的预防便是十分重要的，如耳部针灸、耳廓或外耳道的手术等，必须在严格的无菌操作下进行，严密消毒，避免损伤软骨；对于耳廓外伤，应及时处理，预防感染。

## 三、外耳湿疹

外耳湿疹是一种常见皮肤病，以小儿多见。在外耳皮肤出现红斑、丘疹、水疱、糜烂渗液、结痂等，并伴有局部灼热、瘙痒等症状。此病愈后不留瘢痕，但有复发倾向。

（一）致病因素

外耳湿疹病因复杂，多发生于耳廓和耳后沟皮肤，也可蔓延到外耳道内或耳周皮肤。可能与过敏性食物的摄入如牛奶、羊奶等各种乳制品以及各种鱼、虾、蟹等海制品食物有关；也可能与自然环境如潮湿、热、寒冷、日光等因素有关；也可能与接触化纤织物、毛织物、某些化妆品、染料、玩具表面油漆等引起过敏有关；也可能与某些外用药物有关。此外，营养失调、消化不良、胃溃疡、肠寄生虫、新陈代谢障碍、内分泌功能失调等也可能诱发本病。

（二）类型

有明确外因的外耳湿疹称湿疹样皮炎或皮炎。湿疹样皮炎又分为传染性湿疹性皮炎和非传染性湿疹性皮炎：

1.传染性湿疹性皮炎受脓性分泌物刺激引起，最常见的为中耳炎的脓液持续性刺激或头、颈、面部皮炎扩散蔓延。

治疗方法主要是：(1)除去病因；(2)避免再刺激，禁止抓痒、挖耳、忌用热水肥皂烫敷患处，避免接触过敏物质；(3)全身治疗：加强营养，保持胃肠道功能正常。

2. 非传染性湿疹性皮炎是由于皮肤接触某物质引起的反应性皮炎，也叫接触性皮炎。如耳部接触眼镜架腿、塑料助听器、耳塞、耳环、化妆品、其他化学物品等可引起非传染性湿疹性皮炎。产生接触性皮炎的刺激有两类：某些高浓度或劣性刺激物如强酸、强碱，任何人的任何部位皮肤接触到都会立刻引起皮炎，此为原发性刺激；另一类对大多数人不会引起任何病变，但少数人接触后，经过5～20天的潜伏期后可产生皮炎，临床上大多数接触性皮炎都属于此类；此外耳局部用药如碘酊、红汞、清凉油、酚甘油等都可产生局部皮肤反应；有些药物如磺胺类药、青霉素、金霉素、呋喃西林等制剂，局部应用后，不但产生药物性皮炎，甚至可发生全身性反应，个别严重者可引起休克、死亡，应慎重使用。刺激轻的，患处表现为局部充血性反应，红色水肿性红斑；刺激重的，局部水肿明显，甚至出现丘疹、疱疹或大疱等。严重的刺激可使局部组织坏死。皮炎范围一般是受刺激的部位，有奇痒、灼热感和疼痛感。

治疗和预防上，患者避免接触引起过敏的物质；接触过过敏物质的，要用清水冲洗干净，并服用抗过敏的药物如苯海拉明等。

无明确外因的称湿疹或体质性湿疹。

## 四、外耳道疖肿

外耳道疖肿是外耳皮肤急性化脓性病变，是耳科常见疾病之一。其发病与气候有关，在热带与亚热带地区多见，在同一地区，夏季比春秋季多3～4倍。

外耳道疖肿发生在外耳道软骨部，该处皮肤有毛囊、皮脂腺、耵聍腺等，常因金黄色葡萄球菌、白色葡萄球菌等侵入这些皮肤而发病。

外耳道疖肿的发病与下列诱因有关：挖耳引起外耳道皮肤损伤、糜烂，导致感染；洗澡、游泳时外耳道进水使表皮软化，细菌借机侵入；化脓性中耳炎脓液刺激引起局部感染；全身衰弱如营养不良、慢性肾炎、糖尿病等使全身及局部抵抗力下降等。

### (一)症状

患者主要表现是耳痛，可呈跳痛或刺痛，咀嚼时疼痛加剧并向同侧头部反射，个别患者感到全身不适、发热。疖肿溃破后疼痛明显减轻。

### (二)治疗原则

控制感染和引流脓液。治疗期间注意耳部清洁，多进易消化的食物和水果，多喝水，消除便秘。

(三)预防

预防外耳道疖肿的关键是养成良好的卫生习惯，不要挖耳；洗澡、游泳后要及时清除进入外耳道的污水，保持外耳道清洁。

当反复出现外耳道疖肿时，要及时查清是否患有糖尿病，及早彻底根治。

## 五、外耳道炎

外耳道炎是由于细菌感染引起外耳道皮肤和皮下组织的急性炎症，是耳科常见的疾病，此病也叫弥漫性外耳道炎。此病的发病与气候、湿度有密切的关系，在热带和亚热带更为常见，因而又有"热带耳"、"香港耳"、"新加坡耳"等之称。即使在同一地区，因季节不同，发病率也有很大的差异，暑天游泳季节显著增多。

(一)致病因素

正常的外耳道皮肤受到耵聍和皮脂腺分泌的保护作用，再加上上皮角质层这一有利的防卫线，对于微生物的侵袭，具有较强的抵御能力。若外耳道受到某种因素的影响，致使抵御能力减弱，微生物则乘虚而入，发生外耳道炎。

当外耳道皮肤抵御能力持续下降或患有糖尿病时，会引起严重的外耳道炎，称之为坏死性或恶性外耳道炎，此病病情严重。

影响外耳道皮肤抵御能力的因素有：

(1)环境中湿度和温度的变化

温度上升和湿度增加常可导致耵聍发生化学变化和耵聍腺管栓塞，从而降低其抵御作用。

(2)游泳和洗澡时外耳道进水

皮肤潮湿后上皮软化，角质层被破坏，微生物易于侵入。

(3)外耳道皮肤PH值改变

正常人外耳道皮肤PH值稍偏酸性。男性PH值在5.0～7.8之间，女性PH值在5.0～7.6之间。若外耳道进水或使用不当的滴耳液，使PH值转为碱性，则外耳道皮肤的抵御力大大降低，为微生物侵入创造了条件。

(4)中耳炎分泌物的刺激

脓性分泌物的持续刺激常使外耳道上皮损伤。

(5)挖耳

用火柴棒、小棍等挖耳会直接损伤外耳道表皮。

(6)继发感染

(7)全身性疾病如糖尿病、内分泌紊乱、贫血等。

(二)致病细菌

外耳道炎致病病菌,在热带和亚热带以绿脓杆菌最多见,其次是变形杆菌、大肠杆菌、白色葡萄球菌等。在温带地区以溶血性链球菌和金黄色葡萄球菌最多见。同一地区致病菌又因季节不同而有差异。

(三)类型

外耳道炎有急性和慢性之分。在急性期,主要表现为耳痛,牵拉耳廓或压耳屏时疼痛加剧,外耳道皮肤充血、肿胀,有少量稀薄分泌物和上皮脱屑,炎症若波及到鼓膜,可有听力下降,但为轻度传音性聋。慢性期,耳有不适感和痒感,有少量稀薄分泌物时听力尚可;外耳道皮肤增厚、粗糙且充血,大量上皮脱屑或有少量脓液,或局部有肉芽,病程较长时,外耳道会变狭窄,听力会下降。

(四)治疗原则

外耳道炎的治疗原则为控制感染,解除耳痛并清洁外耳道。

急性期时全身应用抗生素并用抗生素水溶液滴耳。慢性期时去除病因,控制感染,保持外耳道干燥。对于坏死性外耳道炎患者应配合医生治疗全身性疾病如糖尿病等。

(五)预防

外耳道炎主要是养成良好卫生习惯,不要随便挖耳,游泳后及时清除外耳道污水,保持外耳道清洁干燥。积极治疗慢性化脓性中耳炎。

## 六、外耳道异物

外耳道异物以学龄前儿童为最多。大多是因为在嬉玩时将各类小杂物置于外耳道内所致。异物的种类很多,如小钢珠、小玻璃球、黄豆、石头等。外耳道异物也见于成人,如挖耳朵时无意中将火柴头、牙签断端或棉球上的棉花掉进外耳道内。另外在劳动或战斗中沙砾、石头、弹片、其他金属异物也有可能进入外耳道。医生诊治时也可能在外耳道遗留小棉球、小纱条。其他还有误入外耳道的小昆虫如蚊、苍蝇、蟑螂等。

(一)症状

小儿的外耳道异物,开始时不易发现,常因继发性感染导致疼痛而使患儿哭闹,或用手挠耳道口,才能引起家长注意。成人外耳道有昆虫进入会因翅膀的扑动会有响鸣声,或因其爬行、叮咬而有奇痒感、奇痛感等。

有些外耳道异物无明显症状,可长期停留在外耳道内,久之被耵聍包围而形成耵聍栓塞。

(二)治疗

1.取外耳道异物前,先了解异物的种类、大小、形状。球形光滑的如珠子、豆类不易用镊子,镊子夹不住,反而易将异物推向深处。可用较细而头端带钩的取物钩钩取。如伤及外耳道皮肤,可用75%乙醇擦洗外耳道,以防感染。

2.小儿常因取异物时有疼痛而哭闹,不合作,则宜全麻,在安静状态下取出。全麻时间不宜超过10分钟。

3.对爬动的小昆虫,可向外耳道滴入甘油或其他无刺激的油类将其粘住,然后用镊子取出或用冲洗法冲出;也可在外耳道口滴香油将小昆虫引诱出来。

## 七、耵聍栓塞

耵聍即"耳垢"或"耳屎",系外耳道软骨部皮肤耵聍腺的分泌物,本身是黄褐色粘稠状液体,有杀菌、抑制真菌生长、保护外耳道皮肤及粘附灰尘或异物等作用。耵聍干后成为碎屑或薄片,随咀嚼、说话等下颌关节活动而不断脱落排出。如耵聍聚积过多,形成团块,阻塞外耳道,影响听力,称耵聍栓塞。

(一)致病原因

造成耵聍栓塞的原因:

1.尘土、杂物进入外耳道后构成耵聍栓的核心。

2.习惯性挖耳反复将耵聍推向外耳道深部。

3.外耳道因受各种刺激致使耵聍腺分泌物增多。

4.外耳道畸形、肿瘤、异物、狭窄等妨碍耵聍向外脱落。

5.老年人肌肉松弛,外耳道口塌陷使耵聍积留。

6.外耳道进水或长时间潮湿,使耵聍泡涨。

7.耵聍长时间滞留在外耳道导致变质。

(二)症状

耵聍块大小及部位不同而症状有异:小而无阻塞者可无症状,有时局部有瘙痒感；完全阻塞外道时，可有耳闭塞感及听力减退；耵聍压迫鼓膜时可引起耳鸣或眩晕；若外耳道后壁迷走神经耳支遭受刺激，可引起反射性咳嗽；水液进入外耳道时，浸泡耵聍，使其膨胀，可产生胀痛，或发生炎症，致使外耳道皮肤肿胀、糜烂，疼痛加剧，有时还有头痛。

耵聍团块多呈棕黑色，有的质硬如石块，有的质软如枣泥，多与外耳道壁紧密相贴，不易活动。

（三）治疗原则

对于干燥质硬、尚未完全嵌顿的耵聍，可以将耵聍钩取出。取耵聍时务必耐心细致，勿损伤外耳道皮肤和鼓膜。对于胆小怕痛的儿童，或耵聍坚硬、深居，不能用耵聍钩取出者，可以采用外耳道冲洗法。若有外耳道皮肤损伤，应嘱病人保持外耳道干燥，防止继发感染。必要时可以局部应用抗生素溶液。对于鼓膜穿孔或疑有鼓膜穿孔的病人，不要用冲洗法以免患中耳进水导致继发感染。

（四）治疗方法

1. 器械取出法：稍小而未完全阻塞外耳道的耵聍块，可用耵聍钩沿外耳道后、上壁缓缓伸入其内，将耵聍块逐渐钩出。较软的耵聍栓塞可用耵聍钳或枪状镊分次夹取之。坚硬而嵌塞较紧的耵聍，可先用 3%～5% 碳酸氢钠溶液或硼酸甘油、石蜡油、核桃油等滴耳，以润化耵聍，3～4 日后再行钩取或夹取。贴近鼓膜的耵聍团块或不能合作的患儿均不宜采用此法。

2. 外耳道冲洗法：耵聍块大、坚硬难以用器械法取出者，可先用 3%～5% 碳酸氢钠溶液或硼酸甘油等滴耳，然后用耵聍冲洗器将润化的耵聍一次或分次冲洗干净。冲洗完毕，用消毒棉签将外耳道拭干，并用 70% 酒精或 5% 硝酸银液涂擦消毒。

冲洗方法：患者取侧坐位，头向健侧偏斜，紧贴患侧耳垂下方的皮肤置放一弯盘，以盛装冲洗时流出的水液。操作者以左手将患侧耳廓轻轻向后上（小儿向后下）牵引，右手取吸满温热生理盐水、接有塑料管的 20ml 的注射器或橡皮球置于外耳道口，向外耳道的后上壁方向冲洗，冲洗液进入深部并借回流力量将耵聍或异物冲出，如此反复冲洗直至耵聍冲净或异物冲出为止，最后用干棉签拭净外耳道。注意：(1)有急、慢化脓性中耳炎者忌用；(2)冲洗液应接近体温，过热或过冷，都可引起迷路刺激症状；(3)冲洗方向必须斜对外耳道后上壁，若直对鼓膜，可引起鼓膜损伤；直对耵聍或异物，则可将其冲至外耳道深部,更不利于取出。

3.合并外耳道炎者,应先消炎治疗,可滴入3%硼酸甘油或4%酚甘油,每日数次,必要时内服抗生素,3～4日后再取耵聍。

## 第四节　中耳的病理

中耳病理主要是中耳炎。

中耳炎是一种比较常见的耳病、它分为非化脓性和化脓性两种。

### 一、非化脓性中耳炎

非化脓性中耳炎,亦称分泌性中耳炎。它是以鼓室积液及听力下降为主要特征的一种中耳疾病,由于咽鼓管粘膜肿胀、管腔阻塞使中耳的通气引流不畅,导致中耳腔有积液滞留,使鼓膜活动度降低,听力下降。鼓室积液可为漏出液或渗出液或分泌液。

关于非化脓性中耳炎的别名很多,如浆液性中耳炎、渗出性中耳炎、卡它性中耳炎、鼓室积液等。

该病在儿童中最为常见,不同的调查者报道的发病率不同。

该病最多见于10岁以下的儿童。有人报道80%以上在5～9岁。又有人报道67%以上在2岁以下。该病是小儿常见的致聋原因之一。该病也受气候、季节的影响,一般在寒冷多变的季节多见。

(一)类型

非化脓性中耳为可分为急性和慢性两种。慢性非化脓性中耳炎可因急性非化脓性中耳炎未得到及时与恰当的治疗,或由急性非化脓性中耳炎反复发作,迁延转化而来。

(二)病因

该病的病因主要有以下几个方面:

1.咽鼓管功能不良:咽鼓管功能障碍是该病的基本原因。任何引起咽鼓管功能不良原因,均可引起该病。咽鼓管功能不良的原因可归纳为:

(1)机械性阻塞,如肥厚性鼻炎,鼻咽部肿瘤或淋巴组织增生以及长期的鼻咽腔阻塞等,均可直接堵塞咽鼓管咽口,影响管口开放;头部放射治疗后因鼻咽部及咽鼓管粘膜肿胀,以及局布静脉及淋巴回流受阻,致使管腔狭窄,可导致非化脓性中耳炎。

(2)咽鼓管功能障碍:小儿咽鼓管尚处于发育阶段,司咽鼓管开闭的肌肉,特别是腭帆张肌收缩无力,影响咽鼓管的开放功能。加之小儿咽鼓管的软骨弹性较差,咽鼓管松软,当鼓室处于负压状态时,咽鼓管软骨段易发生塌陷,此为小儿非脓性中耳炎发病率高的解剖生理基础之一。

2.感染:临床发现非化脓性中耳炎常继发于急性上呼吸道感染;有人从鼓室积液中培养出病毒;也有人从鼓室积液中分离出厌氧菌、肺炎双球菌、流感嗜血杆菌,从而认为该病可能与细菌或病毒感染有关。

3.医缘性因素:非化脓性中耳炎多与急性化脓性中耳炎治疗不当、感染消灭不彻底、过于相信抗生素的疗效、忽视切开鼓膜引流有关。

4.全身性因素:病毒感染、免疫力低下和新陈代谢紊乱等可能是非化脓性中耳炎的病因。如孕妇可因内分泌功能紊乱发生鼓室积液,分娩后大多可以消失;甲状腺功能低下者因咽鼓管粘膜水肿可发生非化脓性中耳炎。

(三)临床表现

1.听力减退:急性非化脓性中耳炎病前多有感冒史,以后听力逐渐下降,头位变动如头前倾或偏向健侧时,因积液离开蜗窗,听力可暂时改善。患耳多伴有自听增强感即听别人讲话时听力差,而听自己说话时声音很响,而且似在瓮中,自己可明显地感到瓮声瓮气的感觉,伴有轻度的耳闷、或耳闭塞感,耳鸣常呈低音调。慢性非化脓性中耳炎引起的听力下降多发生于不知不觉中。小儿常因对声音反应迟钝,注意力不集中,学习成绩下降而引起家长的注意。若一耳患病,另一耳听力正常时,可长期不被察觉,只有在体检时方被发现。慢性非化脓性中耳炎患者耳内液体比较粘稠,故听力常不因头位变动而改变。

2.耳痛:急性非化脓性中耳炎起病时可有轻微耳痛,或耳痛不明显。但有耳内闭塞感或闷胀感,若按捺耳屏后可暂时减轻。慢性者均无耳痛。

3.耳鸣:可为间歇性,如"劈拍"声,当头部运动或打呵欠、擤鼻时,耳内可有气过水声。

(四)治疗

非化脓性中耳炎的治疗,关键在于改善中耳通气和排除鼓室积液,去除病因,预防复发。

(五)预防

非化脓性中耳炎的预防措施是加强锻炼身体,增强体质,预防感冒,若感冒后要积极彻底地治疗。若鼻或鼻咽部有慢性疾病者应及时诊治，消除各种致病因素。此外，对于儿童，由于起病隐袭故应定期进行健康查体，早期发现，早期治疗。

## 二、化脓性中耳炎

化脓性中耳炎有急性化脓性中耳炎和慢性化脓性中耳炎之分。

### (一)急性化脓性中耳炎

急性化脓性中耳炎是化脓性细菌侵入鼓室而导致中耳粘膜的化脓性炎症，病变的主要部位是鼓室。主要致病菌为肺炎双球菌、流感嗜血杆菌、溶血性链球菌、金黄色葡萄球菌等。

1. 病因

本病较常见、易发于儿童。其发病率各家的报道可能由于季节、调查对象的生活、卫生条件不同而有差别，有的是2.1%，有的是3.1%，有的是8%，总之公认的是多发生于儿童，尤其是早产儿，这是因为婴幼儿免疫机能不全，抵抗力弱，易患上呼吸道感染及传染病，同时又因为儿童咽鼓管粗、短且倾斜度小，分泌物或吐出物容易经咽鼓管进入鼓室而诱发急性化脓性中耳炎。

在成人，诱发急性化脓性中耳炎的病因和感染途径：

(1)咽鼓管途径：

急性上呼吸道感染时，如急、慢性鼻炎，鼻窦炎、急性鼻咽炎，急性扁桃体炎等，炎症向咽鼓管蔓延。咽鼓管咽口及管腔粘膜出现充血、肿胀、纤毛运动发生障碍，致病菌乘虚侵入中耳。

急性传染病，如猩红热、白喉、麻疹、流行性感冒、白喉、百日咳、腮腺炎、水痘、伤寒和肺炎等，可通过咽鼓管途径并发急性化脓性中耳炎，猩红热并发急性化脓性中耳炎占10.8%，麻疹占10%，百日咳占5%，由于目前上述急性传染病已得到有效控制，再加上抗生素的使用，其并发症已大大减少；急性化脓性中耳炎亦可为上述传染病的局布表现。

在涨水中游泳或跳水，不适当的咽鼓管吹胀，擤鼻涕或鼻腔治疗等，均可导致污水、细菌等循咽鼓管途径侵入中耳导致急性化脓性中耳炎。

全身性疾病如贫血、肾炎、心脏病、糖尿病、结核病、营养不良、痢疾、腹泻、梅毒等，这些病使得全身免疫力下降，诱发急性化脓性中耳炎。

婴幼儿基于其咽鼓管的解剖生理特点，比成人更容易经此途引起中耳感染。此外,哺乳位置不当,如平卧吮奶,乳汁可经咽鼓管流入中耳。

(2)外耳道、鼓膜途径:鼓膜外伤、鼓膜穿刺、鼓膜置管时,致病菌可由外耳道直接侵入中耳。

(3)血行感染即细菌经过血液与淋巴循环途径进入中耳。

2.病理

急性化脓性中耳炎的病理分为下列六期:

充血期:由于病菌通过各种途径进入鼓室,使咽鼓管、鼓室等部位充血,咽鼓管闭塞,鼓室压力发生变化。若充血慢,鼓室的空气被吸收而形成负压;如充血快,鼓室的压力会增加。

渗出期:由于鼓室、鼓窦、乳突气房等部位的充血会使血浆、纤维蛋白、红细胞等通过扩张的毛细血管壁渗出,使鼓室渗出液积聚。由于鼓室积液增多,使鼓膜向外膨隆。

化脓期:鼓室积液的压力使鼓膜的毛细血管受压、穿破而向外排出。排液初期为血性,马上变为脓性。

融合期:若患者抵抗力弱,致病菌的毒性会保持旺盛态势,病理变化有进一步发展趋势,最终导致鼓室的骨质被破坏。同时机体会产生抗体,骨质被破坏的部分开始有新骨形成,故有自愈趋势。

并发症期:若感染和骨质破坏向颅腔方向发展,则会引起各种颅内、外并发症。

炎症消散期:若患者抵抗力强,或经过适当的治疗,急性感染就开始消退,鼓室的病变开始逐步开始愈合,小的穿孔可自行修复,听力也逐步恢复正常。

一般的急性化脓性中耳炎不会造成严重破坏和遗留永久性的病变。

3.症状

鼓膜穿孔前症状比较明显。

(1)全身症状:轻重不一。可有畏寒、发热、怠倦、全身乏力、食欲减退。小儿,全身症状更明显,有头痛、恶心、呕吐、腹泻等消化道症状。鼓膜一旦穿孔,体温逐渐下降,全身症状明显减轻。

(2)耳痛:在鼓膜穿孔前,耳深部锐痛,打喷嚏、咳嗽、吞咽时疼痛加重。疼痛可放射到同侧额部、颞部或整个的头部,耳痛剧烈者夜不能眠,烦躁不安。婴儿时常哭闹不安、拒食,并常以手抓耳。当鼓膜自发穿孔或通过鼓膜穿刺或切开后,脓液排出,耳痛骤然减轻。

(3)听力减退及耳鸣:开始感到耳闷,继则听力渐降,伴耳鸣,穿孔后耳聋反而减轻。耳痛剧者,耳聋可被患者忽略。偶尔伴有眩晕,为内耳受刺激所致。

(4)耳漏:鼓膜穿孔后耳内有液体流出,初为血水样,以后变为粘液脓性或纯脓性。

4.治疗

急性化脓性中耳炎的主要治疗原则是:控制感染,引流脓液和去除病因。控制感染方面为全身应用磺胺及抗生素,多为联合用药,剂量充足,疗程持续到流脓停止后一周。重症者可加用类固醇激素,以缓解症状和减少渗出。患者早期局部用2%酚甘油滴耳,消炎止痛。鼓膜穿孔后用3%双氧水清洗,0.25%氯霉素滴耳,恢复期用4%硼酸酒精滴耳,促进干耳。

局部理疗有助于消炎,止痛。为了使引流畅通,早期用1%~2%麻黄素液滴鼻,使渗液从咽鼓管排出。若鼓室积脓,鼓膜外突明显,全身和局部症状严重时,应早做鼓膜切开术。这样会使症状顿然减轻。脓液较多时,也可用吸引法排除脓液。

去除病因,防止复发,应及时治疗鼻,鼻窦,咽部的炎症,以及脱敏治疗等。

炎症消退、咽鼓管通畅,干耳在3个月以上穿孔仍不愈合者,应施鼓膜修补术。

通过合理治疗,尤其在早期,未发生穿孔前,多能治愈。

即使已发生穿孔,治疗得当,穿孔也常能愈合,听力恢复。如果治疗不及时方法不得当,往往形成鼓膜干性穿孔,中耳粘连或各种并发症,有的转变为慢性化脓性中耳炎,则治疗困难,故在急性化脓性中耳炎时必须治疗彻底。

5.预防

(1)积极治疗上呼吸道感染和急性传染病,以防并发化脓性中耳炎或其他耳病。

(2)积极治疗鼻部和咽部的慢性疾病,如鼻窦炎,慢性扁桃体炎等,减少鼓室受感染的机会。

(3)宣传正确的哺乳姿势,哺乳时应将婴儿抱起,头部竖直,若乳汁过多要控制流速。

(4)预防鼓膜外伤,已有外伤者,严格消毒处理,防止感染。

(5)鼓膜穿孔者不宜游泳。

(6)加强锻炼,增强身体素质。开展各种急性传染病的预防接种。

(二)慢性化脓性中耳炎

慢性化脓性中耳炎不仅病程比急性化脓性中耳炎长,而且病理、致病菌、临床表现也不同。

慢性化脓性中耳炎是常见的耳科疾病,俗称"耳底子",大多与乳突炎同时存在,所以又称慢性化脓性中耳乳突炎。其主要临床表现为耳内长期或间歇流脓、鼓膜穿孔及听力下降为特点。

因此片面地认为患"耳底子"流点脓没啥的说法,是极其错误的。若在长期流脓的基础上,突然出现发烧、头痛、恶心、呕吐则是危险的信号,治疗不当或延误,危及生命。因为人的耳部与头颅内的脑膜很接近,中耳若感染发炎,可以通过血液循环或是通过内耳直接扩展到颅内,常常引起颅内、外并发症,危及患者生命,所以不可忽视。常见的颅外并发症有:耳后骨膜下脓肿、颈部贝佐氏脓肿、迷路炎、岩锥炎、面瘫等。颅内并发症有:耳源性硬脑膜外脓肿、硬脑膜下脓肿、耳源性脑膜炎、侧窦血栓性静脉炎、耳源性脑脓肿等。

通过健康普查发现,慢性化脓性中耳炎发病率为1.2%~1.84%,其中儿童发病率较高,占3%,英国类似统计发病率为3%,学龄儿童为8.8%。

1.病因

多因急性化脓性中耳炎延误治疗或治疗不当,迁延为慢性;其次是鼻和咽部慢性疾病的影响,以及儿童抗病能力差,易患传染病所致的坏死型中耳炎转成慢性。常见致病菌为变形杆菌、白色葡萄球菌、金黄色葡萄球菌、绿脓杆菌、溶血性及大肠杆菌等。

2.分型

根据病变性质、病变程度和临床特点,一般分为三型:

(1)单纯型:病变在鼓室粘骨膜,组织损坏轻,称良性或非危险性中耳炎。

临床特点:耳流脓多为粘液和粘液脓性,无臭味,伤风感冒时流脓就增多。检查可见鼓膜为紧张部中央穿孔;鼓室粘膜光滑,表现为充血、肿胀和增厚,呈粉红色;听力检查为轻度传音性耳聋,听力损失的程度与穿孔的部位、大小及相关的听骨损害有关;X线拍片无骨质破坏。所以颅内、外并发症少有。

(2)骨疡型:又称坏死型。病变深及骨质及听骨,形成死骨,组织破坏较广泛,常常继发在小儿猩红热、麻疹。

临床特点:耳分泌物多且呈脓性,臭。检查见鼓膜为边缘性穿孔或大穿孔,鼓室内有肉芽、息肉;流脓不畅时有耳痛、头痛、低烧等症状,听力检查有较重的传音性耳聋;X线乳突拍片显示有骨质坏死及死骨。此型中耳炎可能会发生各种并发症。

(3)胆脂瘤型:并非真性肿瘤,而是一个位于中耳的囊性结构,由于囊内含堆积脱落的上皮,胆固醇结晶及碎屑,故称胆脂瘤。

临床特点:耳内长期持续流脓,脓液量的多少不等,但有恶臭。后天源发性胆脂瘤无流脓史。该型一般有较重的传音性耳聋,晚期病变波及耳蜗时,耳聋呈混合性。鼓膜的松弛部或紧张部后上方有边缘性穿孔。该型易发生颅内、颅外一系列的并发症。

3.治疗

由于慢性化脓性中耳炎类型不同,其治疗原则也各不相同。对单纯型中耳炎,主要是抗炎,控制感染,清洁疗法。禁用粉剂及不易溶于水的药物,以免阻塞引流,导致严重颅内、外并发症。

骨疡型和胆脂瘤型中耳炎应及时施手术治疗,常见的有乳突根治术和改良乳突根治术:前者达到去除病灶,保持引流通畅目的,术后听力有部分损失;后者可减少听力损失。具体做哪种手术须视病情而定。

慢性化脓性中耳炎,如果治疗不及时,或机体抵抗力低等因素,使病情迁延较久,终将导致种种不可逆的病变,如:鼓膜萎缩、干性穿孔、听骨链中断、鼓室硬化等。严重者发生一系列颅内、外并发症。故对慢性化脓性中耳炎不可轻视。

4.预防

患急性化脓性中耳炎时,必须治疗彻底,降低转为慢性化脓性中耳炎的发病率,并加强卫生宣传和普查工作,及时治疗,避免并发症发生。

## 三、儿童化脓性中耳炎

化脓性中耳炎是儿童常见病和多发病,发病率为5%～8%,约为成人的10倍。

儿童化脓性中耳炎不但发病率高,复发率高,并发症多,引起耳聋多,而且病因、症状、诊断、治疗等都有其特殊性。

(一)儿童化脓性中耳炎的发病特点

1.与其耳的解剖特点有关:(1)婴幼儿鼓膜的位置与成人不同,与颅底平行,锥形不明显,较厚,弹性强,韧性大,不易穿孔,所以中耳腔充满脓液时,鼓膜表现不明显。(2)儿童鼓室顶部有一裂叫岩鳞裂,在2岁时闭合。在闭合前,颅腔的硬脑膜通过此裂与鼓室的粘膜密切接触。硬脑膜与鼓室的粘膜之间淋巴很丰富,所以儿童的急性化脓性中耳炎很容易引起颅腔内并发症。(3)成人咽鼓管长约35~37mm,婴幼儿仅14mm,较成人粗,陡度小。儿童鼻、咽部淋巴组织丰富,易受细菌感染,鼻、咽部的分泌物、病菌很容易通过咽鼓管侵入中耳,这是儿童容易患中耳炎的一个重要原因。

2.与儿童的生理特点有关:(1)有些婴幼儿鼓室内尚有胚胎时期的残余组织,一般在1~2岁时退化,有时不能完全退化。这些组织易被感染。除此,分娩时的羊水等易进入新生儿的鼓室而发生感染。(2)鼓室壁是粘膜上皮,其表面是粘膜层,粘膜层内含有一种能抗拒细菌感染的溶菌酶,具有抗感染的防御机能。儿童期这种天然防御机能不健全,易患上呼吸道感染,再加上儿童抵抗力低,故易发生急性化脓性中耳炎。(3)儿童体内缺乏防御各种传染病(如麻疹、猩红热、百日咳等)的抗体,这些传染病严重影响咽鼓管、鼓室壁上的纤毛、粘膜层的运动,破坏局部的防御作用。所以儿童患急性传染病易发生急性化脓性中耳炎,对耳部组织破坏性很大,可形成坏死性中耳炎,造成严重的耳聋。(4)儿童牙萌出时,唾液、口水增多,睡眠或平卧时易经咽鼓管流到鼓室而发生中耳炎。(5)人工哺养的儿童,由于人造奶不如母乳,再加上仰卧哺乳易发生逆奶,使奶液经咽鼓管进入鼓室而发生中耳炎。

(二)儿童急性化脓性中耳炎

1.病因

一般因素如急性上呼吸道感染、急性传染病、游泳等;肺部疾病如气管炎、支气管炎等,咳嗽时有细菌的分泌物咳至鼻咽腔后,容易经咽鼓管进入中耳;哺乳时因位置不当或乳汁流出过急,乳汁可经咽鼓管进入中耳;牙萌出时唾液过多,一部分可经咽鼓管进入中耳;中耳内胚胎残余组织感染;营养不良或免疫缺陷。

2.临床表现

典型的急性化脓性中耳炎有充血期、渗出期、化脓期、恢复期。儿童在不同期的临床特点也不同。

充血期:由于鼓室充血,鼓室内空气被吸收而形成负压,这一阶段儿童的主要表现为轻度听力减退和耳痛,但由于儿童不会诉说,故常被忽视。又由于儿童鼓膜厚，弹性强，充血后变化不明显，故该期儿童急性化脓性中耳炎诊断困难。所以对患上呼吸道感染、麻疹、猩红热、肺炎的儿童应密切注意检查其鼓膜。

渗出期：鼓室产生渗出液，最初为血浆样液，较稀。主要症状是耳痛和听力减退加重，儿童因为无主诉能力所以常常表现为搔耳、摇头、哭闹不安，睡眠不好，体温上升；小儿哺乳时哭闹更甚，这是由于哺乳时由于吞咽使耳痛加重所致。该期检查儿童的鼓膜可发现充血明显，呈现隆起之势。这一阶段若及时治疗，炎症可治愈，不至于化脓，也不至于引起组织或骨质的破坏。

化脓期：鼓室化脓可使化脓性中耳炎成为危险疾病，有可能导致各种并发症。此期疼痛加重。特别是年龄小的儿童，全身性症状比较突出，有急性病容、怠倦、发热(体温可达40℃以上)、脉速快，可发生惊厥和脱水。常伴恶心、呕吐、腹泻等消化道症状。婴幼儿鼓膜较厚，富于弹性，不易穿孔或穿孔较迟。该期诊断非常重要，及时、正确的治疗仍可使炎症消退而痊愈，不至于产生后遗症或严重并发症。

恢复期，也叫炎症消散期：鼓室的脓液经鼓膜流出或经过治疗后，炎症消退，上述症状改善，随着鼓室脓液的减少和停止，鼓膜充血也逐步消退，穿孔大多也能自然愈合。

3.治疗

全身治疗：早期应用足量抗生素静脉点滴，直至感染完全控制，炎症彻底消退后仍应继续给药数日。同时给予支持疗法；因小儿多有呕吐、腹泻，还应注意适当补液，纠正电解质紊乱。

鼓膜切开术：小儿鼓膜较厚，不易穿孔，故适时进行鼓膜切开术，通畅引流，对于缩短病程和防止并发症都很重要。

(三)儿童慢性化脓性中耳炎

在抗生素广泛应用的今天，慢性化脓性中耳炎依然是儿童的一种常见病、多发病，它不仅是造成耳聋的主要原因，而且还可能引起严重的并发症。

1.病因

由于急性化脓性中耳炎未得到及时治疗或治疗不彻底，鼓室内持续有炎症病变。

急性化脓性中耳炎引起鼓室骨质坏死，易成为慢性化脓性中耳炎。

急性中耳炎反复发作，久之成为慢性炎症。

患全身性慢性病，营养不良以及免疫力缺陷也诱发慢性化脓性中耳炎的因素。

2. 临床表现

儿童慢性化脓性中耳炎可分为单纯型、增生型、坏死型和胆脂瘤型四个类型，每一类型均有其临床表现。

单纯型：分泌物呈粘液性，不臭，常因上呼吸道感染而增多；一般不引起并发症；听骨链完整，听力减退者较少。此型可发生于任何年龄的儿童。

增厚型：分泌物时多时少，呈粘脓性；一般无耳痛，若有耳痛应特别注意，可能是发生并发症的先兆。此型多见1～5岁儿童。

坏死型：多由坏死性中耳炎引起。病变已侵及骨壁，有慢性骨炎或骨髓炎，听骨链异常、坏死。分泌物为脓性，有臭味，即使经过局部清洁和消毒及使用也不减轻；耳聋较重，脓性不畅时可有头痛或低烧。该型多发生于6岁以上儿童。

胆脂瘤型：此型在儿童中并不少见。分泌物的特点是脓性，量少，有恶臭，耳聋重，有时有头痛。

3. 治疗

成人慢性化脓性中耳炎的治疗方法并非完全适用于儿童。儿童慢性化脓性中耳炎的治疗必须注意以下问题：

(1)根据不同类型的中耳炎，进行不同的治疗。

(2)以局部治疗为主，全身治疗为辅，这是因为：耳部的慢性炎症，纤维组织增生，全身应用的药很难通过血液到达病区。

(3)儿童中耳组织和外耳道细嫩，敏感性高，刺激性较大的药物(如3%的苯酚，碘酊、乙醇等)不宜常用，以免刺激中耳粘膜，使分泌物增多或外耳道皮肤脱屑。

(4)儿童慢性化脓中耳炎容易引发并发症，重者可危及生命，必须密切观察，积极治疗；有的家长对孩子的慢性化脓性中耳炎的治疗不重视，或治疗几次不见好转就失去信心而放弃治疗。所以，必须鼓励家长和儿童共同配合，增强治疗的信心。

# 第五节　内耳的病理

## 一、美尼尔氏病

美尼尔氏病是由于膜迷路积水所致。其表现为反复发作性眩晕,波动性感音性聋、耳鸣及耳胀满感。1861 年法国医生美尼尔通过解剖尸体发现膜迷路疾病可导致眩晕、听力减退及耳鸣。一直到 1938 年之前,对这种病的命名十分混乱,1938 年以后,耳科医生逐渐趋于以美尼尔氏病作为膜迷路积水特征的内耳疾病的病名,并以膜迷路积水为其别名。

美尼尔氏病是耳鼻咽喉科的常见病,但各家统计的发病率出入很大,可能与诊断的标准不同有关。但发病年龄以中青年居多,约 75% 患者在 30～60 岁之间(Watamabe),有人(Cawthorne&Golding－Wood)调查 50 岁以下的患者分别占 87% 和 97%,但儿童和老年人也可患此病。患者的性别差异不太明显,有人调查男女之比为 1.37:1。

美尼尔氏病常发生在一侧耳,少数患者两耳相继得病。双耳患者所占的比例,各家报道也不同,一般在 15% 上下。

(一)病因

1.耳内血管微循环障碍

各种原因可使耳内小血管(动脉与静脉)痉挛,血流量减少,引起内耳缺氧,不仅影响到螺旋器的底周部分,使感受高频声音的机能最先受到破坏,缺氧还会使内耳感受器的代谢物在膜迷路中滞留,导致膜迷路积水。

2.植物神经功能紊乱

在正常状态下,植物神经系统的交感神经与副交感神经相互协调,相互制约,共同维持内耳血管正常的收缩功能。

当植物性神经系统功能紊乱即交感神经与副交感神经不协调时,交感神经处于优势时,则内耳小动脉痉挛,可引起内耳膜迷路积水。

3.变态反应

有人认为:大约 30% 的美尼尔氏病与过敏因素有关。其中来自食物的过敏源占大多数,其次是对进入呼吸道的花粉异性蛋白质过敏。有时在这种过敏性患者中很难找到过敏源。

此类美尼尔氏病有明显的季节性,同时还伴有哮喘等其他过敏性症状。

(二)临床表现

该病的发作常为间歇性,在发作期症状多,间歇期无眩晕、恶心和呕吐。

1.发作期的临床表现

(1)眩晕:这是美尼尔氏病的主要症状,多呈现突发性旋转性眩晕,常为发病急骤。患者感到自身或周围物体沿一定的方向与平面旋转,或左右摇晃,上下升降、漂浮,同时伴有恶心、呕吐、面色苍白、出冷汗、血压下降甚至腹痛等植物神经反射症状。上述症状睁眼与转头时加剧,闭目静卧时略微减轻。患者神志清醒,突然摔倒者不多。眩晕持续时间短暂,数十分钟或数小时后自然缓解,症状消失,转入间歇期,一般不会持续数天。间歇期的长短因人殊异,由数年到数日。眩晕常反复发作,复发次数越多,持续时间越长,间歇期越短,眩晕程度越剧烈。但个体差别很大,每次发作也不尽相同,眩晕的剧烈程度与所伴发的植物神经反射症状的程度大致相当。

(2)耳鸣:这是美尼尔氏病的最早症状,多数患者在眩晕发作之前已有耳鸣,起初为持续性低音调吹风声或流水声,久之转为高音调的蝉鸣声或气笛声。眩晕发作前耳鸣突然加剧,久病者可知其为眩晕发作的预兆。间歇期耳鸣程度自然减轻,但不能完全消失,因此病人多感烦躁不安。耳鸣的程度和听力减退的程度大致一致,耳鸣的声调和听力减退最严重的频率区域有关即高频耳鸣引起高频听力减退。

(3)听力减退:这也是美尼尔氏病的主要症状之一,伴有感音性听力减退,常为波动性。早期是不自不觉的,多次眩晕发作后始感明显。一般为单侧,偶尔呈双侧性。耳聋在眩晕发作时加重,呈波动性,间歇期好转,听力有所恢复或接近正常。听力损害极度严重时可无波动。听力减退的总趋势常随发作的次数的增多而每况愈下。

(4)其他症状:头脑胀满感是该病的第四主症,约半数患者在眩晕发作期间患者多有患侧头部或耳内胀满感,沉重、压迫感,有时感觉耳周围灼热或钝痛,缓解期则消退。

恶心、呕吐、出汗、面色苍白等是该病发作期眩晕时的伴随症状,这些症状可反映眩晕的剧烈程度。

2.间歇期的临床表现

间歇期长短因人而异,短者数月,长者数年,也有一日发作数次者。间歇期无任何症状，或仅有耳鸣和听力减退，少数可有轻度平衡功能障碍，间歇期的头晕可能与患者对疾病怀有恐惧的精神因素有关。

（三）治疗

由于此病的病因机理复杂，治疗方法很多但疗效均不佳。

在治疗中应考虑以下原则：

1.以针对病因处理为主。一般采用以调节植物神经功能，改善内耳微循环，解除迷路积水为主要目的的综合治疗。

2.发作期以药物镇静、脱水治疗为主。应卧床休息，选用高蛋白、高维生素、低脂肪、低盐饮食。症状缓解后应逐渐下床活动，避免长期卧床。发作期心理精神治疗的重要作用不能忽视。因此要对久病频繁发作者要多方耐心解释，消除其思想顾虑。

3.对于难以通过诊断确定的患者则根据可能的病因试行药物治疗。药物治疗包括：镇静剂、利尿脱水药、前庭功能抑制药，脱水剂，血管扩张剂，抗组织胺药，改善微循环药，维生素类。

4.凡眩晕发作频繁且剧烈，同时耳鸣又严重的，在药物治疗无效果或听力损失严重而且不能恢复的情况下，可考虑手术治疗。

## 二、耳硬化症

耳硬化症又名耳海绵症，是由于骨迷路的骨质被吸收后被含有丰富血管的海绵状骨质所代替的一种疾病。多发于10～40岁，女性多见，男女之比为1∶2，80％为双耳患病。白种人发病率较高，黑种人和黄种人发病率较低，但中国人和日本人发病率稍高。有学者认为该病是一种常染色体显形遗传病。

（一）病因

耳硬化症的病因不明，有人认为可能与内分泌功能失调、代谢障碍、营养障碍等因素有关。

（二）类型

耳硬化症有两型，镫骨前庭窗型和耳蜗型。镫骨前庭窗型是累及前庭窗和蜗窗，导致传音性耳聋；耳蜗型是累及耳蜗，表现为感音性耳聋。若两个部位都被累及，则表现为混合性耳聋。

（三）临床症状

1.耳聋：耳硬化症的主要症状是慢性进行性耳聋，多为两侧，但常常不同时发生;无全身性症状。患者还有精神郁闷、性情烦躁或神经症等症状,严重时,随着耳聋的加重,会影响患者的社交活动,导致精神异常。

2.耳鸣:在耳聋发生的同时,伴有耳鸣,耳鸣会随耳聋的加重而加重。在实施耳硬化症手术后,耳鸣会减轻。

3.威利斯误听:患者因耳聋,在一般环境中听辩语言困难,而在嘈杂环境中,其听辩能力反而提高,此现象为威利斯误听。

4.前庭症状:表现为良性阵发的位置性眩晕即在头部活动后出现轻度短暂头晕,偶尔有类似于美尼尔氏病的持续几个小时的眩晕,多数患者的前庭症状可在手术后消失。大约有5%～25%的患者有此症状。

耳硬化症再一临床特点是阳性家族遗传史。

(四)治疗

耳硬化的治疗以手术为主;不宜手术者或不愿意手术者可配戴助听器。

# 第三章　耳聋的概述

## 第一节　耳聋的概念

### 一、耳聋的定义

耳聋简称聋。国内外使用的相同或接近的术语较多，诸如：听觉障碍、听觉缺陷、听觉困难、听力损失、听力残疾、失听、失聪等。

随着人们对耳聋认识的逐步深入，关于耳聋的定义，也在逐步地发展和完善。

（一）公元前636年，《左传》中的记述：耳不听五声为聋。

（二）清代沈金鳌：耳聋者，音声隔闭，竟一闻所无者也；亦有不致无闻，但闻之不真者，名为重听。

（三）《中国医学百科全书》中记述：耳聋是当人们听觉系统传音部分、感音部分或两部分发生病变时，即出现听觉障碍或听力减退，概称耳聋。一般轻者为重听，在一般情况下不能听到对方提高的讲话声；重者为耳聋，听不清或听不到外界声音。

（四）国外学者对耳聋的描述：自音波传入至产生声音的感觉过程中，在任何路径中途发生病变时，其听闻声音就与正常者不同。其听觉的听敏度呈一时或恒久的减少或下降的状态者称为耳聋。

（五）我们认为如下的描述更为准确：由于各种原因（遗传、病变或药物中毒等)导致双耳听力减弱或丧失,以致于听不清或听不到周围环境中的声音,从而无法从事正常人的语言交往活动和其他社会活动。这种状态称为耳聋。

在理解此定义时应注意:

1.耳聋应以“双耳”听力丧失较轻的一耳为准。若一耳听力丧失严重,另一耳听力丧失对生活没有多大的影响,则不应列入“耳聋”之列。

2.耳聋是一种持久的状态,是因器质性或功能性病变而导致的不能修复的残损状态,对生活足以产生重要影响。如果因某种原因使听敏度呈现暂时的减少或损失,则不应列入“耳聋”之列。

3.耳聋在后果上应当是达到对语言活动的影响。若双耳中较轻的一侧,其听力丧失足以影响到对语言的接受,又影响到语言的表达时,才算是“耳聋”。

## 二、耳聋的征兆

有些耳聋的诱因明确且容易察觉,比如爆震性聋、外伤性聋、药物中毒性聋等。而有些耳聋则进展缓慢,不易察觉,如老年性聋等。若出现眩晕、耳鸣或耳鸣明显加重等症状时往往意味着可能出现听力损失,应当检查一下听力状况。

耳聋在发生前都会有一些相关的征兆。

很少有患者自称听不见,多数情况下他们抱怨自己听得见却听不清。所谓听不清,已经就是耳聋的征兆。

早期的耳聋患者,面对面交谈时,经常打岔或要求对方重复;打电话时经常要求对方提高音量;而无论什么时候,他们自己说话的音量常会不自觉的加大;与他人之间的交谈,哪怕最近在咫尺也难于听准。

部分早期的耳聋患者,首先感觉到的是自己听觉注意力方面的变化。比如,时间稍长便不容易把注意力集中在聆听对方的交谈上;经常注意不到别人在和自己打招呼;阅读或写作时便难听到他人的话语等等。

有些患者会明显感觉到听到的声音不够大,因此经常将手拢在耳后,以便增大接受的音量;看电视或听收音机时常常要求加大音量,以至于使家人感到震耳难忍。

以下的行为可能是耳聋的前兆,也应当引起注意:听不见电话铃或门铃声;单侧耳聋较重者交谈时则往往习惯于将头偏向一方;参加中型以上会议时很难听清演讲者在说什么等。

经常出现以上行为，往往是耳聋的前兆，应及时到医院或相关机构做进一步的检查、诊断。

## 三、耳聋的流行情况

发生率和出现率是描述某种疾病流行情况的两个基本指标。

(一)发生率

发生率在医学上又称作发病率，指一定时间内发现患某种疾病人数的频度。发病率的高低与时间长短有密切关系，观察时间越长，病例数累计越多，发病率越高。因此发病率的比较必须是时间长短相同才有可比性，通常为一年。

耳聋的发生率通常是以某地区一年内所出现听力障碍者人数与该地区总人数之比。

$$\text{耳聋发病率}=\frac{\text{某年(某期)新发现耳聋的人数}}{\text{同年(期)人口数}}\times 100\%$$

如某地区儿童总人数为 1000000 人，一年内新发现聋儿 50 人，那么，该地区耳聋的发生率为 50/1000000 或 5/100000。

在统计其他疾病时，应当把在同时期发病已治愈或已死亡的例数包括在内。

耳聋发病率的意义在于可动态观察耳聋在某一人群中不同时期的流行情况，并根据流行变化掌握其规律，以便采取预防措施并评估预防措施的有效性。

(二)出现率

出现率在医学上亦称患病率或流行率，指某疾病患者出现的频率。

耳聋的流行率指某一时间内某地区耳聋儿童总人数与该地区同龄儿童总人数之比。

$$\text{耳聋出现率}=\frac{\text{正患耳聋的儿童的病例数}}{\text{受检查儿童总人数}}\times 100\%$$

如某地区儿童总人数为 1000 人，耳聋儿童为 5 人，则该地区耳聋儿童的出现率为 5/1000 或 1/200。

出现率把截止于某一时点的新老患者都包括在内，已治愈的或死亡的病例不计其中。

耳聋出现率的意义在于：可根据抽样调查所获得的出现率，推断出某地区目前耳聋的总人数。

耳聋出现率的确定，涉及到标准、检查技术和仪器设备等问题，同时也与社会经济、文化、社会福利有关。由于调查的方法、对象、年龄、区域的不同，所以，出现率不完全一致，甚至悬殊很大。比如：台湾地区 20 世纪 60 年代的调查表明小学生中耳聋的出现率为 9.8%，其中中度者为 0.4%；香港地区残疾人出现率为 7%，印度尼西亚为 3%，一些发达国家的比例是比较高的，比如英国，1987 年为 7.1%，1994 年为 15%，2002 年为 18%；美国 1991 年为 12%，2001 年为 18%；澳大利亚 1976 年为 4.8%，1993 年为 18%；但也有个别非洲国家，他们的残疾人出现率很低，有的仅仅才是 1%。按照多数学者的估计，将聋与重听合并，出现率应当约在 0.3%～0.7% 这一范围内。

## 第二节　耳聋的种类和程度

### 一、耳聋的种类

(一)从性质上可分为功能性耳聋和器质性耳聋

1. 功能性耳聋

功能性耳聋又称精神性耳聋或癔病性耳聋，是由于听觉系统功能下降所导致的耳聋。常由精神遭受重大刺激、打击或长期心情不愉快或突如其来的灾祸引起，为单侧或双侧听力突然下降或完全丧失，但不伴有耳鸣和眩晕。经检查听觉系统并无器质性病变。此类耳聋可突然自愈或经各种暗示治疗而立即恢复，治愈后也可复发。

2. 器质性耳聋

器质性耳聋是由于听觉器官的组织结构异常所导致的听不清或听不到声音。

器质性耳聋从病变发生的部位上，可分为传音性、感音性和混合性耳聋三种：

(1)传音性耳聋

传音性耳聋是由于听觉器官中传音系统的病变使外界声音在传入内耳的途中受到阻碍，因而不能形成听觉。听觉器官的传音系统包括外耳道、鼓膜、听骨链、蜗窗和前庭窗。

这种耳聋比较轻，很少超过60dB。其原因是：声音的传音有气导和骨导两种，大于60dB的声音可借助骨导途径形成听觉。

传音性耳聋常见的病因有：①外耳道堵塞如先天性或后天性的外耳道畸形和闭锁；②中耳的发育不良如鼓膜或听骨链的缺陷或畸形；③中耳的炎症疾患如急慢性中耳炎引起的鼓膜穿孔、鼓室粘连及听骨链缺损；④鼓室硬化或耳硬化等。

这种耳聋，可通过治疗使患者较好地恢复听力。更重要的是我们应当通过加强婴幼儿的保健、锻炼来增强其抵抗力，以防止由上呼吸道感可能引发的各种中耳炎和中耳疾病，预防传音性耳聋的发生。

(2)感音性耳聋

由于内耳、听神经或皮层听觉中枢的病变致使不能感受到声音，因而不能形成听觉，这种耳聋是感音性耳聋。

感音性耳聋可能是在所有声音频率上都丧失严重，也可能是在某一段或几段声音频率段上丧失，而在其他频率段上相对较好。多数患者以高频听力减退为主，常以高频听力先减退，然后逐步向中频和低频扩展。凡听力丧失在70dB以上者，多属感音性耳聋。

感音性耳聋常见的病因是：①先天的因素如遗传、母亲产前或产程的各种问题等；②各种急性传染病如麻疹、腮腺炎、流脑等；③使用耳毒性药物；④耳受到外伤如爆破、强烈的噪音刺激；⑤耳的生理机能随年龄增大而老化如老年性耳聋；⑥听神经肿瘤；⑦颅脑外伤触及内耳结构；⑧人体某些必需元素如铁、碘、锌、镁等的代谢障碍；等等。

感音性耳聋在耳聋患者中占近60%，由于工业、交通的日益发达以及抗生素的普遍使用，有日渐增多的趋势。

这种耳聋至今为止，在医学上仍难以治疗。

预防：①婴幼儿和怀孕期间的妇女要预防各种急性传染病，慎用耳毒性药物；②目前不能阻止包括听觉器官在内的身体各器官的老化，但坚持锻炼，增强体质可以延缓其老化;③提倡婚前体检,严禁近亲结婚。

(3)混合性耳聋

同时具有传音性、感音性耳聋的称为混合性耳聋。混合性耳聋兼有传音性、感音性耳聋的特点。如慢性中耳炎长期流脓,既破坏了中耳的传音结构,同时脓毒素可经过蜗窗的透析作用又使耳蜗受损伤,导致的是混合性耳聋。

(二)从发病时间上可分为先天性和后天性耳聋

1.先天性耳聋

由于母亲在怀孕期间的原因(患传染疾病、使用耳毒性药物、早产、接触射线的辐射、Rh 血型不合等)而导致儿童一生下来听觉器官发育不健全或听觉器官受到伤害(如产钳伤)就是先天性耳聋。先天性耳聋是否具有遗传性,要看患者的致聋原因和患者染色体上控制听力性状的基因是否发生畸变。

2.后天性耳聋

儿童出生后,由于疾病、药物和外伤等因素而导致的耳聋就是后天性耳聋。

(三)从语言发展角度上,可分为语言形成前和语言形成后耳聋

1.语言形成前耳聋

在儿童出生前或语言习得完成(包括自己学语言和领会别人的语言)之前发生耳聋的,为语言形成前的耳聋。关于儿童语言习得完成的年龄界定,目前专家之间意见不一,有倾向于界定在 4 岁,也有倾向界定在 5 岁,甚至还有界定在 6~7 岁之间的。一般专家倾向于界定在 4 岁。由于他们在此年龄之前语言尚未形成和完善,语言的经验少,因而通过训练,使他们形成语言是比较困难的。

2.语言形成后耳聋

儿童在开始学习和掌握语言(一般专家倾向于界定在 4 岁)之后发生耳聋的,为语言形成后耳聋。由于他们在耳聋发生之前有较完善的语言,有一定的语言基础和经验,因而尽管耳聋,语言还是能够保留。但由于在耳聋发生后长期不能听到也不能监控自己的声音,致使说话的清晰度会下降,音调紊乱,失去应有的抑扬顿挫,语言功能也退化。

此外,还有其他的分类,比如从发病症状上还可分为突发性、进行性和波动性耳聋等。

## 二、耳聋的程度

(一)国际组织对耳聋程度的划分

因教育、职业、体育比赛和日常生活不同的需要,对耳聋程度确定的标准也不同,国际标准化组织(ISO)在1964年、世界卫生组织(WHO)于1980年、国际残疾人奥运会分别制定了耳聋的国际标准。如下表3-2-1。

**表3-2-1 国际组织制定的耳聋程度标准**

| 听力损失程度(dB) | 0～25 | 26～40 | 41～55 | 56～70 | 71～90 | 90以上 |
|---|---|---|---|---|---|---|
| 等级 | A | B | C | D | E | F |
| ISO标准 | 正常 | 轻度聋 | 中度聋 | 中重度聋 | 重度聋 | 极重度聋 |
| WHO标准 | 正常 | 轻度聋 | 中度聋 | 重度聋 | 严重聋 | 极度聋 |
| 残疾人奥运会标准 | 不可以参加世界聋人运动会 | | | 可以参加世界聋人运动会 | | |

(2)我国对耳聋程度的划分

我国在参照国际标准的基础上,于1987年第一次全国残疾人抽样调查公布了耳聋程度的标准及其划分。如下表3-2-2。

**表3-2-2 中国1987年制定的耳聋程度标准**

| 类型 | 级别 | 听力损失 |
|---|---|---|
| 重听 | 二级重听聋 | 语言频率平均听力丧失大于40 dB,小于55 dB |
| | | 语言频率平均听力丧失大于56 dB,小于70 dB |
| 重听 | 二级聋 | 语言频率平均听力丧失大于71 dB,小于90 dB |
| | 一级聋 | 语言频率平均听力丧失大于91 dB |

所有耳聋程度划分中,听力丧失程度是指在汉语语音频率范围内(通常取500Hz、1000Hz、2000Hz三个频率点)听力丧失的平均值。

我国的标准是:听力损失指双耳,若双耳听力丧失程度不同时,以听力丧失较轻的一耳为准。

2006年第二次全国残疾人抽样调查又一次公布听力残疾程度的标准划分,与1987年的标准有较大变化。见表3-2-3。

**表 3－2－3　中国 2006 年制定的耳聋程度标准**

| 分级 | 听力丧失程度（较好耳平均听力丧失） | 特点 |
| --- | --- | --- |
| 一级 | ≥91 dB | 听觉系统的结构和功能方面极重度损伤，在无助听设备的帮助下，不能依靠听觉进行语言交流，在理解和交流等活动上极度受限，在参与社会生活方面存在极严重障碍 |
| 二级 | 81～90 dB | 听觉系统的结构和功能重度损伤，在无助听设备的帮助下，在理解和交流等活动上重度受限，在参与社会生活方面存在严重障碍 |
| 三级 | 61～80 dB | 听觉系统的结构和功能中重度损伤，在无助听设备的帮助下，在理解和交流等活动上中度受限，在参与社会生活方面存在中度障碍 |
| 四级 | 41～60 dB | 听觉系统的结构和功能中度损伤，在无助听设备的帮助下，在理解和交流等活动上轻度受限，在参与社会生活方面存在轻度障碍 |

(3)对耳聋程度划分的教育意义

对耳聋程度进行划分在教育上很有实用价值，有利于进行对耳聋儿童进行教育安置和分类教学，有助于为不同程度的耳聋儿童提供特殊需求。因为耳聋的程度决定着其在学习上需要的特殊要求的种类和类型；决定着是否适合使用助听器和声音放大设备以及是否需要学习两种交往手段。下表 3－2－4 是一种依据耳聋程度的分类在教育上含义。

**表 3－2－4　耳聋在教育上的分类**

| 听觉障碍程度 | 知觉声音所需强度 | 教育的含义 |
| --- | --- | --- |
| 轻度 | 27～40dB | 听远距离声音有困难，随班就读时在排座位时应给予照顾 |
| 中度 | 41～50dB | 能理解会话语言，但听不清课堂上的讨论，随班就读时需要佩戴助听器和接受语言训练 |
| 中重度 | 51～70dB | 需要佩戴助听器和接受听觉—语言训练，方可随班就读 |

续

| 听觉障碍程度 | 知觉声音所需强度 | 教育的含义 |
| --- | --- | --- |
| 重度 | 71～90dB | 贴近耳朵时才能感知到一些高的声音,需要佩戴助听器和接受听觉、发音和语言训练,适合在特殊教育学校接受口语教学或综合教学 |
| 深度 | 90dB | 以上能感受到很强的声音和振动,更多的是依靠视觉进行信息加工而不是听觉,适合在特殊教育学校接受综合教学 |

## 第三节　耳聋的测定

### 一、耳聋测定的目的

(一)由于耳聋儿童有些行为表现与智力落后儿童极为相似,容易混淆,所以耳聋测定可以初步鉴定否有耳聋,以免误诊。

(二)在初步鉴定的基础上可以进一步确定耳聋的性质、种类、程度以及发病部位,为采取合理措施进行有效的干预提供依据。

### 二、测定方法

测定方法的分类较多,一种是根据测试的结果能否量化,可分为定性测定和定量测定;另一种是根据是否需要被试对声刺激作主观报告,可分为主观测定和客观测定。

(一)行为观察

行为观察不需仪器和设备,是简单、易行的、定性的测定方法。

其依据:耳聋儿童在行为表现上与正常儿童相比,比较特殊。但由于耳聋儿童的行为表现易与智力落后儿童相混淆,故在运用此方法时应综合考虑各种因素,不要轻易下结论,以免误诊。

在日常生活中,我们应当仔细观察孩子是否有以下各种自主行为:

1.是否对自己发出刺耳的声音不以为然;

2.发出的声音是否很单调;

3. 是否常以发脾气来引起别人注意；

4. 是否常常比手划脚，以动作来协助表达自己的意思；

5. 是否在收看电视或听收音机、录音机时，将音量开得足够大；

6. 是否常常所答非所问；

7. 是否频繁地要求重复刚讲过的内容；

8. 是否不合群；

……

对于年龄较小(0～1.5岁左右)的儿童，通过行为观察很难把握其听力状况，但可通过观察他们对声音刺激的行为反应以初步确定，下表3-3-1是正常儿童对声音典型的行为反应，可与被观察的儿童进行对比。

表3-3-1 正常儿童对声音典型的行为反应

| 月龄 | 编号 | 听觉反应 |
|---|---|---|
| 1个月前 | 1 | 对突发的声音产生惊跳(即 Moro 反射) |
| | 2 | 对突发的声音引起紧闭眼睑 |
| | 3 | 睡眠时对突然大的声音睁开眼睛 |
| 1个月 | 4 | 突然大的声音能使孩子一怔，伴随手的挥动和伸展 |
| | 5 | 睡眠时听到突然的声音会睁眼，同时哭叫 |
| | 6 | 静卧睁眼时听到突然大的声音闭眼 |
| | 7 | 在哭喊或手足运动时，听到大的声音会停止哭闹并终止活动 |
| | 8 | 近处有声音时，孩子能慢慢地转过脸来 |
| 2个月 | 9 | 孩子在睡眠中听到尖叫声，会惊跳、眨眼、手足摇动 |
| | 10 | 睡眠时突然听到喧闹声可睁眼 |
| | 11 | 与孩子答话时，可发出“啊”“嗷”等元音 |
| 3个月 | 12 | 睡眠中听到突然的声音，眼睑紧闭，手指活动，但大多无全身抖动 |
| | 13 | 孩子对收音机、电视的声音可产生朝向反射 |
| | 14 | 对吵架声表现不安，对哄逗声表现出喜悦，对音乐声表现出高兴 |

续

| 月龄 | 编号 | 听觉反应 |
|---|---|---|
| 4 个月 | 15 | 对熟悉的声音如开门、玩具等表示注意或转头 |
| | 16 | 呼唤名字时可慢慢转脸 |
| | 17 | 对母亲的话声能慢慢转脸寻找 |
| | 18 | 对不熟悉的声音、意外的声音能慢慢转脸寻找 |
| 5 个月 | 19 | 对耳边闹钟的“滴答”声能转脸寻找 |
| | 20 | 能区分母亲、熟人和自己的声音 |
| | 21 | 对突然大的声音紧抱大人或哭泣 |
| 6 个月 | 22 | 哄逗他时，能用眼睛盯你 |
| | 23 | 可跟踪声源 |
| | 24 | 能敏捷地寻找声源 |
| 7 个月 | 25 | 能寻找隔壁房间传来的声音 |
| | 26 | 能安静地听别人说话、唱歌，有时能应答 |
| | 27 | 能注意到声音的变化并主动地寻找 |
| | 28 | 对训斥和大的严厉声音产生惊吓或哭喊 |
| 8 个月 | 29 | 能模仿动物叫并发出“嘎嘎”的笑声 |
| | 30 | 高兴时主动发声，能重复教他的声音 |
| | 31 | 对训斥能收回伸出的手或哭 |
| | 32 | 能寻找较小的声音 |
| 9 个月 | 33 | 能关注室外的声音 |
| | 34 | 对大人发出的行动指令能做出相应的动作 |
| | 35 | 对远处传来的声音或呼唤他的名字能立即转头 |
| | 36 | 听到歌声或音乐声能手舞足蹈 |
| 10 个月 | 37 | 对熟悉的声音或突然变化的声音能立即转向声源 |
| | 38 | 能模仿和重复母亲的话 |
| | 39 | 对小的声音，能转头寻找 |

续

| 月龄 | 编号 | 听觉反应 |
| --- | --- | --- |
| 11个月 | 40 | 能随音乐节奏摆动自己的身体 |
| | 41 | 对指令性的语言,可应答,也可有相应的动作 |
| | 42 | 问问题时,可有相应的动作 |
| 12～15个月 | 43 | 对隔壁或远处传来的声音能歪头倾听 |
| | 44 | 能按简单的指令语行动 |
| | 45 | 对指令性问题,能准确地用行动完成 |

(二)耳语测听

在一间6米以上长的房间内进行,要求环境安静。

被试闭目,受试耳朝向主试,侧立于室内一侧,不要靠墙,以免引起反射性干扰。另一耳用手指或湿棉球堵塞。

主试距被试6米,用耳语(约30dB)说词汇,让被试复诵,一般先用语音是低频词汇,再用语音是高频词汇。一次不能复诵,主试可重复1～2次,仍不能重复,可改用其他词。若仍不能重复,被试与主试距离移近,至到能听清并能复诵为止,记下距离,并计算听敏度:

$$听敏度=(实际距离/6)^2$$

听力正常的听敏度为1。

注:

1.耳语系用平静呼气之末肺中所余残气发出的声音。若被试在1米处仍听不到耳语声,则应改用话语测试,话语为普通谈话声,正常人听距为12～20米。在实际检查中,一般均采用6米作为检查距离。

2.该测试简单易行,无需仪器和设备,适用于团体体格检查。但由于检查室噪音强度不一,每个人构语清晰度、发音强度、所用词汇以及被试文化水平等条件不一,此外还受方言影响,所以该测试不能准确测出被试耳聋的程度和性质,只能粗略地了解被试的听力状况。

3.和其他检查一样,测试前应先检查外耳道和鼓膜,若有耵聍或异物堵塞外耳道时，应先清除之。

4.语音是低频词汇有：服务、奋斗、面包、肥、牙膏、99、55 等。语音是高频词汇有：天津、北京、花生、汽车、44、77 等。

(三)秒表测定

先以听力正常者测出该表听距。

每次测定均上紧发条。检查室应安静。被试闭目静坐，以手指塞非受试耳。主试站在被试身后，手持秒表于受试耳的外耳道的水平延长线上，由远而近向耳部移动，至受试耳刚能听到秒表声为止，记下距离。然后计算听敏度：

$$听敏度=(所测耳听距/正常人听距)^2$$

(四)音叉测试

门诊常用听力检查方法。一般用 128Hz、256Hz、512Hz、1024Hz、2048Hz5 个频率的音叉，其中常用的是 256Hz 及 512Hz 的音叉。

采用音叉测试，可初步鉴别是传音性、感音性耳聋还是混合性耳聋，但不能确定听力丧失的程度。

音叉有钢质和铝镁合金两种。钢质音叉易生锈，故其表面镀镍；合金音叉质轻而且不易生锈，比较实用。一般音叉都有最大的强度，不同频率的、不同质的最大强度不同。

不同质地、不同频率的音叉在不同测试时敲响时的感觉到的最大响度不同。如下表 3-3-2。

**表 3-3-2　不同音叉敲响时的最大响度**

单位：dB

| 音叉质地及测试类型＼音叉频率(Hz) | | 128 | 256 | 512 | 1024 | 2048 |
|---|---|---|---|---|---|---|
| 钢质音叉 | 气导 | 65 | 65 | 70 | 70 | 70 |
| | 骨导 | 55 | 55 | 50 | 40 | 40 |
| 合金音叉 | 气导 | 60 | 60 | 70 | 70 | 75 |
| | 骨导 | 50 | 50 | 35 | 30 | 30 |

音叉主体呈“U”形，两臂平行、等长，称为叉枝。底部有一叉柄便于执用。

用音叉前，应了解音叉的两个性能：静区和衰减。静区又叫聋点，是指振动的音叉听起来声音很弱的某个区域。由于音叉敲响时叉枝两侧空间出现正负压，并在音叉的四角出现正压和负压的抵消，故音叉的四角声音很微弱，这个区域称为静区。测试时应避免把这个静区对准耳道，使受检者听不到声音，因而影响测试结果(如图3－3－1)。衰减是指振动的音叉由于受到空气阻力，振幅逐渐减少，声音逐渐变弱，通常高频音叉声音衰减速度是2～4dB/秒，低频音叉声音衰减速度是0.25～1dB/秒，因此，音叉敲响后应当尽快测试。

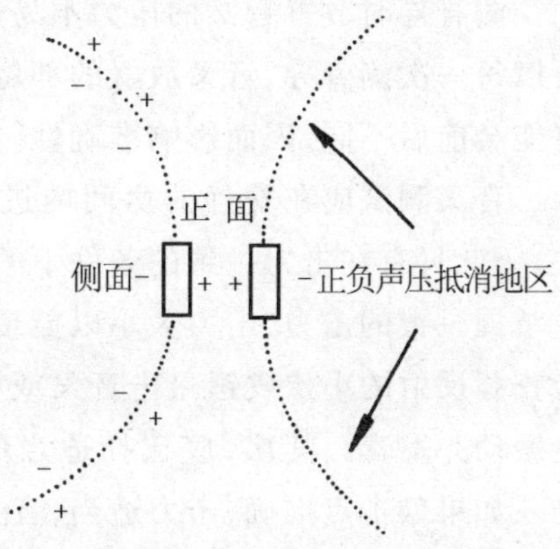


**图3－3－1　振动时音叉周围空气产生的正负压音叉四角因正负压相抵消，故称“静区”**

检查气导(AC)时，一般采用128Hz和256Hz的音叉测试低频听力，用2048Hz的音叉测试高频听力。测试时应将敲响的音叉叉枝的振轴置于距外耳道口1cm处，两叉臂末端应与外耳道口在同一水平面上(见图3－3－2)。音叉与外耳道距离过远会降低响度，距离过近会触及头发和耳廓，使声音衰减，或使音叉振动停止，声音消失。

检查骨导(BC)时，则采用256Hz或512Hz的音叉，不用高频率或更低频率的音叉，因为高频率音叉气导响度高，测验时可能会通过气导获取。低于256Hz的音叉击响时震动过大，被试常常可能将震动混淆为听觉，因而影响测试结果。测试时应将敲响的音叉的叉柄末端置于颅面上或鼓窦区(见图3－3－2)。

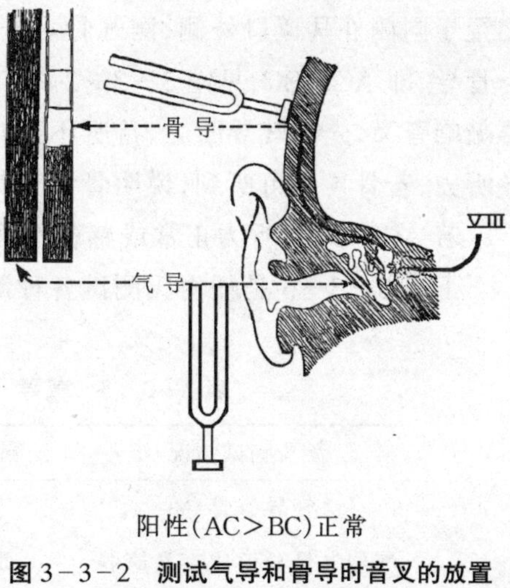


阳性(AC>BC)正常

**图3－3－2　测试气导和骨导时音叉的放置**

测骨导时放置音叉的压力不易过大,以免引起痛觉影响受试者的注意力,所以每一次测骨导,音叉放置的部位和压力应当做到尽量一致,否则测试结果可能会前后不同,因而影响准确性。

音叉测试应在安静的房间内进行。由于音叉强度的衰减也与外击力有关,因此只有在击力一致的条件下的测试才有意义。为此,首先,在击音叉时,应掌握一致的击力,击力大小以能使音叉产生最大振幅为宜。通常做法是用检查膝反射的小橡皮锤敲击音叉或将音叉撞击主试的膝盖或肘部,使音叉产生振动并发音。其次,应选择适当的撞击部位,一般选择在叉枝距顶端1/3处。如果敲击点准确,击力适当,音叉产生的声音均匀,振幅也能达到最大。

常见音叉测试的方法:

1.任内氏测试(Rinne's Test)

任内氏测试又叫气导－骨导差异测试。这种测试的目的在于检查受测试的一侧耳气导和骨导的听力。即分别测试气导和骨导的听音时间并对受试耳的气导和骨导的听音时间进行比较。

通常使用的是128Hz、256Hz或512Hz的音叉。

将敲响的音叉置于受测试耳的鼓窦区以测骨导,待听不到声音时,立即将之置于同侧外耳道口外侧,测气骨。若此时受测试耳仍听到音叉声,说明气导＞骨导,即AC＞BC,见图3－3－2。若这时候受试耳听不到音叉的声音,则应再敲响音叉,先测气导听力,待听不到声音时,立即将之置于耳的鼓窦区测骨导听力,若骨导仍可听到,说明骨导＞气导。即BC＞AC。

若AC＞BC。听力正常或感音性耳聋;若BC＞AC,传音性耳聋。

下表3－3－3是任内氏测试各种测试结果与听力印象的关系:

表3－3－3 气导－骨导差异测试结果

| 音叉测试情况 | 测试结果 | 听力印象 |
|---|---|---|
| 气导＞骨导 | 阳性 | 正常 |
| 气导＞骨导但比正常值弱 | 弱阳性 | 感音性耳聋 |
| 气导＜骨导 | 阴性 | 传音性耳聋 |
| 气导＝骨导 | 中性 | 轻度传音性耳聋 |

2. 施瓦巴赫试验(Schwabach's Test)

施瓦巴赫试验又叫骨导对比测试。这种测试的目的在于比较主试的正常骨导与被主试的骨导时程,看被主试测试耳感受声音的时间是延长或缩短。

一般采用 256 Hz 或 512 Hz 的音叉。

将振动音叉的柄端放置在被检者测试耳的鼓窦部位,测骨导听力。当被试测试耳听不到声音时,迅速将音叉移置于主试任何一耳的鼓窦部位,如果主试仍然还能听到声音,表示被试测试耳骨导听力时间缩短(施瓦巴赫试验缩短,用"-"表示),被试测试耳为感音神经性耳聋;若主试也听不到声音,可采用相反的顺序重新做测验:将敲响的音叉先置于主试任何一侧耳的鼓窦区部位,待听不到声音时立即置于被试测试耳的鼓窦区,若被试测试耳仍然能听到声音,则被试测试耳的骨导听力时间延长(施瓦巴赫试验延长,用"+"表示),被试受试耳为传音性耳聋;若被主试与主试的骨导听力时间基本相等(施瓦巴赫试验相似,用"±"表示),表明被试测试耳听力正常。

若被试测试耳有重度感音神经性耳聋,测试时应对对侧耳实施掩蔽,排除"交叉听力"。

在临床工作中,综合任内氏测试、韦伯氏测试、施瓦巴赫试验的结果,可以大致判断被试测试耳听力是否正常及性质。

3. 韦伯氏测试(Weber's Test)

韦伯氏测试又叫骨导偏向测试,这种测试的目的在于比较被试两耳的骨导测试时的听觉偏向。

一般采用 256 Hz 或 512 Hz 的音叉。

将敲响的音叉置于颅面中线上(一般取头颅中线的颅顶或前额)任意一点,让被试仔细辩别声音偏向何侧,并以手指出哪一侧耳听到的声音更响。若两耳骨导相等,被主试感到声音来自于头颅中央,以"="表示,则骨导听力正常。若受主试感到声音来自于听力丧失较重的一侧,该耳为传音性耳聋。若受主试感到声音来自于健侧,则对侧耳为感音性耳聋。以"→"示偏向侧(见图 3-3-3)。

下表 3-3-4 是韦伯测试中各种测试结果与听力状况的评定。

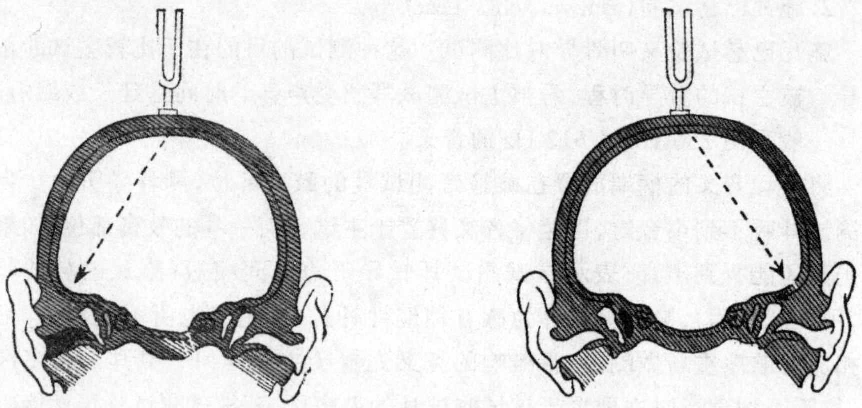

示骨导偏向试验偏患侧　　　　示骨导偏向试验偏健侧

图 3-3-3　韦伯氏测试

表 3-3-4　骨导偏向测试各种情况及结果

| 测试的各种情况 | 听力评定 |
|---|---|
| 感到声音位于颅面中央 | 两耳正常 |
| 一耳听力减退,骨导偏向患耳侧 | 该耳为传音性耳聋 |
| 一耳听力减退,骨导偏向健耳侧 | 对侧为感音性耳聋 |
| 两耳听力减退,骨导偏向听力减退较重侧 | 该耳为传音性耳聋 |
| 两耳听力减退,骨导偏向听力减退较轻侧 | 对侧为感音性耳聋 |

(五)纯音测试

1.纯音听力计

纯音听力计系利用电声学原理设计而成,通过电力振荡装置和放大线路产生各种不同频率、不同强度的纯音,经耳机输入,以测试耳的听觉功能。

纯音听力计的主要组成部分有:(1)音频振荡器,即纯音发生器;(2)噪音发生器;(3)耳机,一般包括一个气导耳机和一个骨导耳机,有的听力计还备有测试者用的监听耳机;(4)衰减器;(5)各种开关;(6)阻断器。

一般纯音听力计所发的纯音的频率范围为 125~10000Hz(亦有上限为 8000Hz 或 12000Hz),可分为 3 个频段:0.5KHz 以下低频段;0.5k~2KHz 为中频段,又称语言频段;4kHz 以上为高频段。取其中有代表性的 10 或 11 个频率点作为测试纯音信号,即以 1000Hz 为中心,低于 1000Hz 每隔一个倍频程选一个频率点,即 500Hz、250Hz、125Hz;高于 1000Hz 每隔半个倍频程选一个频率点,即 1500Hz、2000Hz、3000Hz、4000Hz、6000Hz、8000Hz、10000Hz。在实际测试中,选从 125～2000Hz 六个频率点即可。

2. 测试环境的要求

(1)测试的环境必须安静、淡雅,最理想的是在隔音良好的测听室内进行;光线不宜太亮;人员不宜多。

(2)最理想的是主试与被试各居一室,主试可通过窗口观察被试的反应。若条件不具备,至少主试的操作动作不要在被试的视野范围内。

3. 测试的方法及步骤

(1)主试人员应对被试讲测试的要求和注意问题。

(2)主试人员要给被试按要求做测试的示范。

(30 主试人员应让被试按要求做练习 1～2 次。

(4)正式开始测试:

纯音听阈测试包括气导测试及骨导测试两种,一般先测试气导。

①主试让被试戴上耳机(注意不要戴反),先测其中一耳。主试将频率旋纽调至 1KHz:用两种方法,一是渐降法,将音量旋纽调至被试足以听到的适当位置,然后以 5dB 为一档下降,看被试是否还能听到声音,快到临界位置时,要反复测试以便能准确找到临界点。二是渐升法,将音量调至被试绝对听不到声音的适当位置,然后以 5dB 为一档上升,看被试能否听到声音,快到临界位置时主试要反复徘徊测试,尽量准确找到临界点。

为什么在选择频率时,首先选择 1000Hz 呢? 因为 1000Hz 是多数被试较熟悉的音调,而且在这一频率上测得的听阈较可靠。

从理论上讲,上述两种方法所找到的临界点应当是一致的,但由于听觉后像和其他心理因素的影响,常常临界点不同,这也是正常的。当临界点一致时,无庸置疑,该点音量值即为被试受试耳在该频率点的听阈值。若临界点不一致时,差异大,则应重新测试;若差异不大,可以取其算术平均数作为被试受试耳在该频率点上的听阈值。

② 按上述方法依次测试被试该耳在 500KHz、250KHz、125KHz、1500KHz、2000KHz、3000KHz 各频率点上的听阈值。

③按同样的方法测试被试另一耳。

④测骨导：

骨导测听时首先按下骨导测听键，并是将骨导振动器（也称骨导耳机）置于乳突或颅骨，同时戴上气导耳机进行。骨导振动器要避免与耳廓接触，否则可通过振动耳廓将声音传到外耳道。

测骨导的方法和测气导的基本相同。

⑤将测试结果记录下来并标在听力表上，绘制听力曲线图。

为避免在测试过程中，测试音可能通过非测试耳使被测试者感到声音刺激，从而影响测试的准确性，因此用噪音掩蔽非测试耳十分有必要。这种噪音掩蔽是通过纯音测听计的噪音发生器产生并通过耳机输入到非测试耳的。

为提高测试的准确性，避免被试有意或无意地夸大自己的听阈，在测试中主试应适当地加入一些阴性刺激，即在不给声音刺激的情况下看被试有无反应。

⑥听力图的画法

听力表是一个改良的直角坐标系：横坐标表示声音频率（Hz），频率点从左向右标出；纵坐标表示声音强度（dB），分贝值既可以由上往下标出，也可以由下往上标出。如图 3－3－4。然后用表 3－3－5 中所列的相应符号，将被试受试耳测得的阈值标于表中。再将各相邻频率的气导或骨导的听阈值分别连成一线，如此即可绘出纯音听力图或称听力曲线。

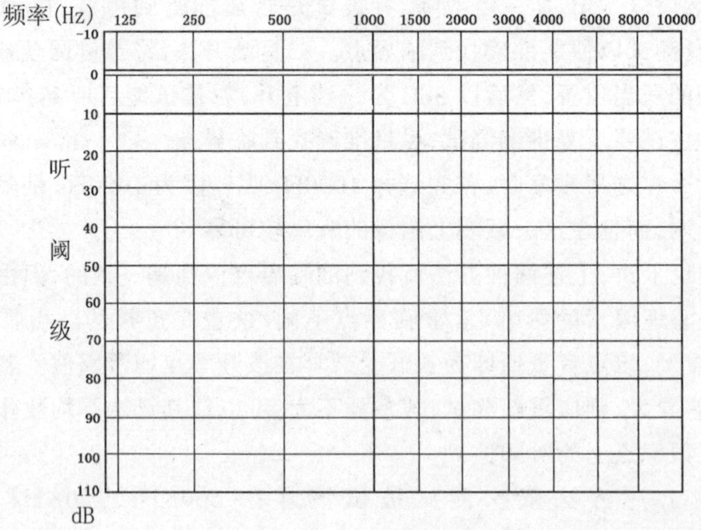


**图 3－3－4 听力图**

**表 3－3－5　听力图通用符号**

| 类型 | | 左耳(蓝色)听到 | 左耳(蓝色)听不到 | 右耳(红色)听到 | 右耳(红色)听不到 | 连接 |
|---|---|---|---|---|---|---|
| 气导 | 未掩蔽 | × | ×↓ | ○ | ○↓ | 实线 |
| | 掩蔽 | □ | □↓ | △ | △↓ | |
| 骨导 | 未掩蔽 | > | >↓ | < | <↓ | 虚线 |
| | 掩蔽 | ] | ]↓ | [ | [↓ | |

⑦听力图的分析

根据听力曲线的不同特点，可对耳聋的性质程度做出初步诊断：

正常人的听力图

正常人的听力曲线都不在 0dB 的水平上。听力曲线在 30dB 水平以内者均为听力正常。如图 3－3－5。

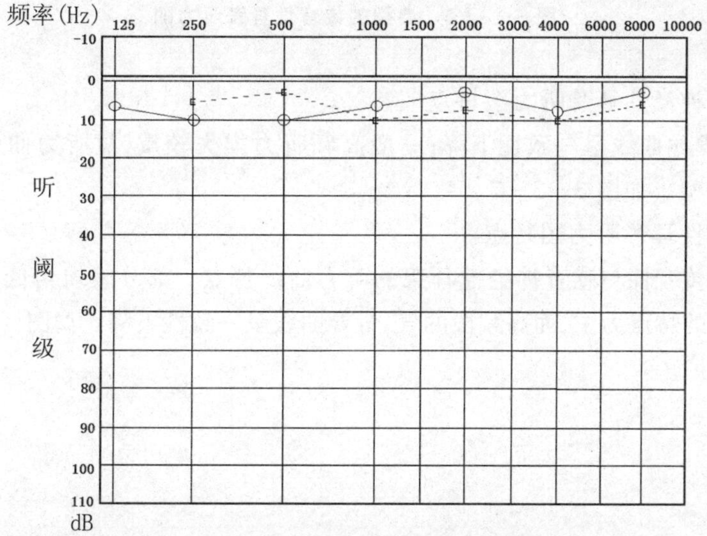


**图 3－3－5　正常人的骨导、气导听力图**

传音性耳聋听力图

骨导正常或接近正常；气导下降；气、骨导之间的差距一般不大于 60dB；气导曲线平坦，或低频听力损失较重而曲线呈上升型。如图 3－3－6。

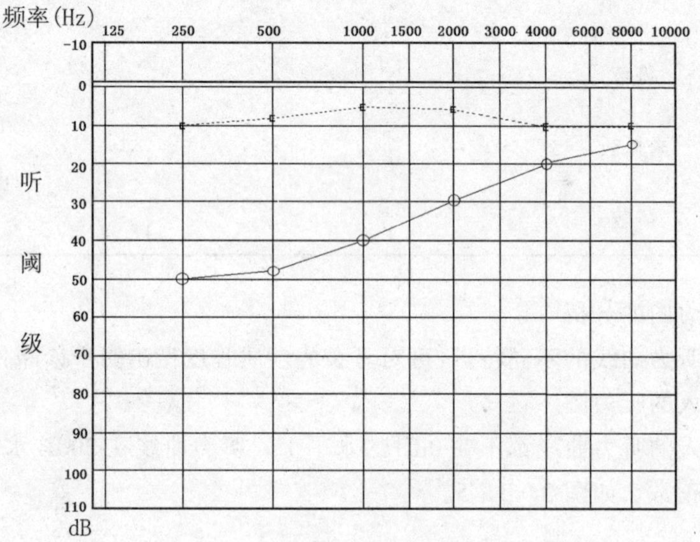


图 3－3－6　典型的传音性耳聋听力图

感音神经性耳聋听力图特点

气、骨导曲线呈一致性下降；一般高频听力损失较重，故听力曲线呈渐降型或陡降型。如图 3－3－7。

混合性耳聋听力图特点

兼有传音性与感音神经性耳聋的听力曲线特点。部分表现为低频段以传音性耳聋的特点为主，而高频段的气、骨导曲线呈一致性下降。如图 3－3－8。

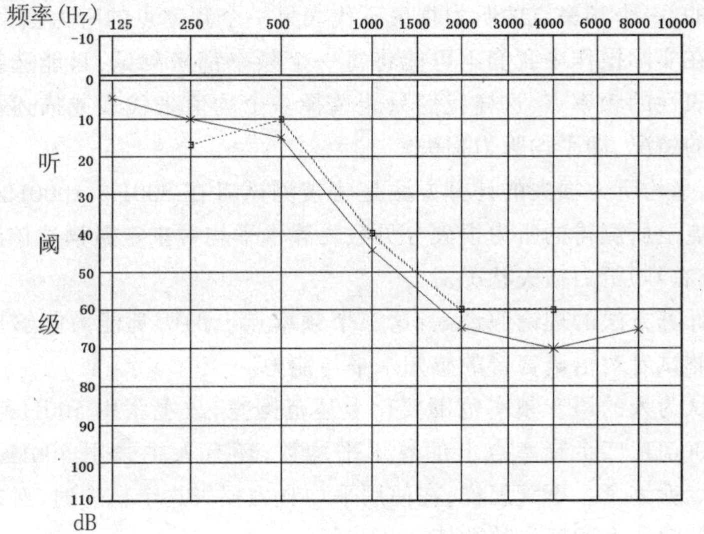


图 3－3－7　典型的感音神经性耳聋听力图

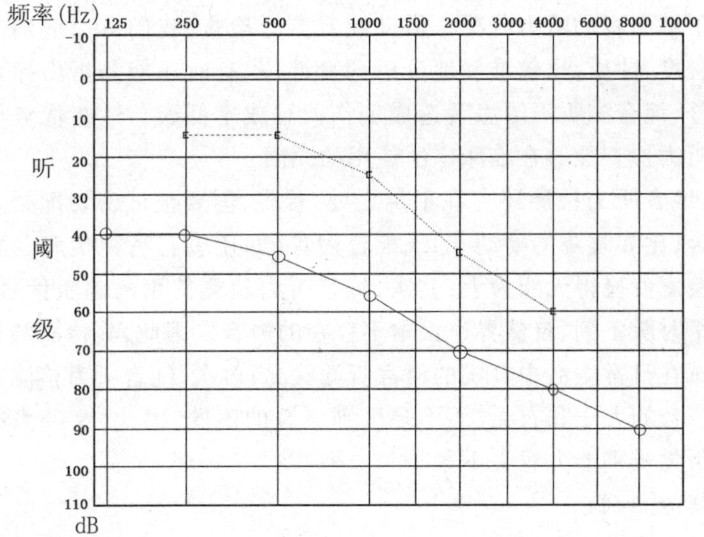


图 3－3－8　混合性耳聋听力图

⑧听力损失的计算

对一个耳聋者的听力损失描述很困难。因为每一个频率的听力损失分贝数是独立的，一个频率点的听力损失不代表另一个频率点的听力损失，听力损失的测试在实际操作中我们不可能将每一个频率都来测试，只能选择其中几个具有代表性的频率点，这样我们只能选择一个均值来代表或描述被测试者听力损失的情况，即平均听力损失。

因此，平均听力损失的计算方法是将被测试者在500Hz、1000Hz、2000Hz三个频率点上所测得的听力损失分贝数之算术平均数来定量描述该测试者某耳(左耳或右耳)听力损失状况。

这种计算方法的理论假设是：这三个频率点上的听觉能力能够比较真实地反映被测试者对语语言音的感知水平与能力。

有人认为人的语音频率范围要比上述范围宽，故主张用500Hz、1000Hz、2000Hz、3000Hz四个频率点上的算术平均数；还有人主张用500Hz、1000Hz两个频率点就够了。不管怎样，在使用平均听力损失这个概念时，必须说明计算时是用的哪几个频率点的数值。

4.如何看待纯音听力测听

纯音听力测听是临床常用的听力检测方法之一。该方法操作简单，还能比较全面了解患者的听力状况。借助纯音测听检查，我们可以准确了解患者听力损失程度、性质，比较准确地分析病变部位，有时还能分析出导致耳聋的原因。此外，纯音测听不给患者造成创伤而且成本低廉。这些优势可以成为解释纯音听力检查能够在临床广泛使用的原因。

但是，纯音听力检测还存在不足之处：首先，需要被试密切配合。对于那些无法配合(比如耳聋的婴幼儿)或配合困难(如还患有精神疾病者)的患者，纯音听力检测就显得无能为力；其次，纯音听力检测使用的刺激信号是纯音，这是我们平时听不到、自然界也根本不存在的声音。因此，其检测结果往往不能反映被试在日常生活中真实的语言听觉状况；再次，纯音听力检测方法要求被试判断声音的大小和有无，而不是区别声音的不同，因此，这种测试对于了解被试的听觉辨别能力意义不大。

(六)其他测试

其他听力测试还有电反应测听、声阻抗测听法、声阻抗—导纳测试法等。

## 第四节 耳聋的病因

造成耳聋的原因很多，也很复杂。

国务院在1987年组织的第一次全国残疾人抽样调查显示：0～14岁听力语言障碍儿童致残的原因和所占的比例是：原因不详的占27.79%，中耳炎占17.47%，高烧疾病占12.97%，药物中毒占11.92%；家庭遗传占9.08%，发育畸形占6.95%，妊娠期疾病占2.8%；地方病、产钳外伤、噪音等因素致聋均不到1%。其中，前4项致聋原因占70%以上。

调查还显示：近30%的家长说不清孩子导致耳聋的原因；近40%的耳聋形成其原因是可以避免的，比如可以不用耳毒性抗生素药以避免药物中毒等。据估算，我国每年新增3万～4万耳聋儿童，其中有2万～3万名是由前4项原因造成的，排除这4项原因，每年就可以少出现约70%的耳聋儿童。

我们将复杂而众多的耳聋病因分为先天性原因和后天性原因两大类：

## 一、先天因素

导致儿童一生下来就有耳聋的因素统称为先天因素。

在每一千个新生儿中就有一位患有先天性耳聋。先天性耳聋的发病率约占我国聋人的50%。

这些因素一定与父母有关，这种耳聋是从娘胎里带来的。

这些因素所导致的耳聋并不全是生来就有的，有的具有潜伏期。

这些因素所导致的结果，除了耳聋之外，可能还有头等其他部位的畸形或其他器官的缺陷。

(一)遗传因素导致的耳聋

遗传是造成先天性耳聋的原因之一。在先天性耳聋1‰的发生率中，50%以上是由遗传因素引起的，遗传性耳聋的群体发生率约为0.5‰。

遗传性耳聋有三种遗传方式：大多数为常染色体隐性遗传，占所有遗传性耳聋的80%；此外，还有常染色体显性遗传和伴性遗传，分别占遗传性耳聋的10%～20%和1%～2%。

遗传性耳聋与先天性耳聋是两个不同的概念，先天性耳聋是出生时就具有耳聋但并非全具有遗传性耳聋，遗传性耳聋则是存在基因异常。所以有三种情况：既是先天又是遗传；先天但非遗传；遗传而非先天。

遗传性耳聋分为综合征性遗传性耳聋及非综合征性遗传性耳聋(单纯性遗传性耳聋)两大类。前者除了耳聋以外，同时存在眼、骨、肾、皮肤等部位的病变，这类耳聋占遗传性耳聋的30%；后者只出现耳聋的病状，在遗传性耳聋中占 70%。

需要说明的是:家庭中若有两位以上的耳聋患者,应尽早到医院进行检查和遗传病咨询,以尽量避免下一代再出现耳聋患者。

遗传性耳聋的发病还多集中于福利工厂,因为他们之间相互通婚者甚多,他们的后代又多数成为遗传性耳聋或基因携带者,周而复始,造成人口素质下降,因此,先天遗传性耳聋患者的婚育问题应引起社会重视。

先天遗传性耳聋应以预防为主,首先要做到:

(1)严格执行婚姻法,绝对禁止近亲结婚。

(2)两名先天遗传性耳聋患者之间不宜结婚。

(3)先天遗传性耳聋患者可与非遗传性后天耳聋患者或正常人结婚。

(4)先天遗传性耳聋患者与非遗传性后天耳聋患者或正常人结婚,如果第一胎为先天性耳聋,再生育时应非常慎重,应在医生指导下决定是否生育。

(5)耳聋青年男女,通过医院等部门的遗传病咨询,判定其是否具有家族遗传性。

造成先天遗传性耳聋的原因主要有以下两种:

1.近亲结婚

据有关文献报道,在正常群体中,近亲结婚率仅为 2‰,而在遗传性耳聋的患者中,70%为近亲结婚所致。可见近亲结婚是并发遗传性耳聋的主要因素。

近亲结婚因素导致下一代发生耳聋的遗传方式为常染色体隐性遗传。常染色体隐性遗传的发生需要满足这样的一个条件,必须是父亲体内有一个致病基因,母亲体内也有一个相同的致病基因,这样,如果子女从父母双方那里正好各继承了一个致病基因,两个相同的致病基因就会在子女体内成双成对,子女就会表现出这种病状来。若父母中一方带有致病基因,一方不带有相同的致病基因,子女不会表现出该遗传病。

在非近亲婚配中,夫妇双方没有血缘关系,共同带有相同致病基因的机会很少,所以子女患隐性遗传病的机会也不多。而近亲婚配的双方,有很大的可能从共同的祖先那里继承相同的致病基因,亲上加亲使相同的病根在子女身上相遇的机会增多,也就是隐性遗传病增多。

如堂表兄妹之间,1/8 的基因是相同的;

远堂表兄妹之间,1/32 的基因是相同的;

堂表兄妹的子女患病机会比非近亲结婚的子女大300倍。

隐性遗传病的特点是：患者的父母，外表正常，但他们都是携带者。患者的同胞，有1/4的几率成为患者，即使表现正常，也有2/3可能是携带者。

近亲结婚可使后代中包括耳聋在内的各种遗传病出现的几率大大增多。

为此，《中华人民共和国婚姻法》中明确规定：禁止直系血亲和三代以内的旁系血亲结婚。

2. 基因突变

人们接触X射线，γ射线，超声波、紫外线、放射性元素、亚硝酸盐以及过度的抽烟、酗酒等，可能会使自己体细胞内控制听力这种性状或其他生物性状的基因发生突变，有可能使后代出现耳聋或其他残疾。

(二)非遗传性因素

这些因素不会导致基因的变形，但也会导致下一代出现先天性耳聋，这种耳聋不会再向下遗传。

1. 产前因素

母亲在怀孕期间，一些因素如疾病、药物等会导致儿童一生下来就是耳聋。

(1)病毒感染

妇女在怀孕期间，若患腮腺炎、风疹、麻疹、性病等，这些病毒会通过胎盘侵入到胎儿体内，破坏胎儿正在发育的听觉器官或听神经，使胎儿致耳聋，也可能造成其他残疾。

比如性病，尤其是梅毒，若孕妇患有梅毒，可使下一代中的一部分发生耳聋，孕妇患梅毒导致的下一代的耳聋可能发生在胎儿期，也可能发生在出生后至青春发育时期的任何一个阶段。

再比如风疹，如果妇女在怀孕头三个月患风疹，往往会对后代造成十分严重的后果。风疹病毒会随着液体循环，侵袭到内耳及听神经，而造成耳聋。美国哈迪调查199名出生前都受到1964～1965年风疹流行期间风疹病毒的影响的儿童，其残疾的分布为：50%为耳聋；20%为视觉障碍；30%为心脏缺陷。风疹被普遍认为是一种导致耳聋的外部因素。

(2)早产

妇女在怀孕7个月或7个月之后，由于各种原因比如营养不良，过度劳累，患急性传染病或慢性疾病，严重贫血，心脏病，肾脏病等，导致胎儿不足月而出生,谓之早产。

早产也是使儿童形成先天性耳聋的原因之一。

这种胎儿生下来之后,由于有了一定的生活能力,若精心照料,也可以成活。

但是这种儿童大多体重较轻,而且不同程度地患有包括耳聋在内的各种残疾。这是因为:胎儿在母体内10个月里,前6个月基本上是各种器官形成阶段,而后几个月至出生前一直是包括听觉器官在内的各种器官的机能形成和完善阶段。由于早产,可能会使得胎儿包括听觉器官在内的各种器官的机能在形成和完善上停止了,其中包括有可能使听觉器官机能的发育停止。

(3)Rh血型不合

人的血型除了ABO型外,还有许多血型,其中主要的是Rh血型。Rh血型中一种是Rh阳性,在红细胞表面存在Rh抗原;另一种是Rh阴性,在红细胞表面不存在Rh抗原。

这种血型中两种类型的出现率与不同的民族、种族有一定的关系。如:我国汉族绝大多数是阳性,仅0.34%为Rh阴性;白种人Rh阳性者占总人口的85%。有的少数民族就有一部分是阳性,一部分是阴性。如:维吾尔族有4.9%为Rh阴性者,苗族有12.3%是阴性,塔塔尔族有15.8%是阴性。

一般情况下,母亲与胎儿的血型是相符的。但极少数的不符。如果母亲与胎儿血型不符,即一个是Rh阳性,另一个是Rh阴性。这就是母子Rh血型不合,也叫新生儿溶血症、新生儿溶血性黄疸或新生儿有核红细胞增多症。一旦出现母子Rh血型相异,母体内会产生一种抗体,通过胎盘进入胎儿体内,破坏胎儿体内与母体相异的Rh血细胞,造成胎儿体内红细胞被破坏——溶解,这对于胎儿是致命的,侥幸幸存下来的儿童,有很大可能产生包括聋在内的各种不同的残疾。

若在孕期内能诊断出来母子Rh血型不合,现代临床医学可以采取有效的治疗措施,以防止伤及胎儿,如提前出生,换血等。

出现母子Rh血型不合的几率很小,因此导致耳聋的几率也就更小了。

(4)药物中毒

妇女在怀孕期间若患疾病如各种炎症、重感冒、高烧等,使用了氨基甙类抗生素如奎宁、水杨酸盐、链霉素、庆大霉素等,药物会通过胎盘进入胎儿体内,破坏胎儿的听觉器官,而使胎儿出现耳聋。以妊娠期中前三个月用药影响最大,但整个妊娠期均可导致不良后果。

(5)缺氧

胎儿需要通过胎盘从母亲体内获取足够的营养物质及氧以生存。

孕妇由于胎盘功能不全,妊娠合并高血压,严重肝胆疾病,均可造成胎儿在宫内缺氧,这会对胎儿脑,心脏,眼,耳等重要器官的发育产生严重的影响乃至死亡。

2.产程因素

(1)窒息

胎儿在分娩过程中,由于高龄妊娠,胎位不正等原因而难产,产程时间过长,造成胎儿窒息,使氧的供给不及时、不充足,这样会对胎儿的听觉器官、听神经造成损害而导致耳聋。

(2)产钳外伤

胎儿在分娩过程中,高位产钳等器械的使用不慎会损害新生儿的听觉器官、脑及皮层听觉中枢。

## 二、后天因素

使儿童在出生之后致聋的因素,称为后天因素。

(一)热性传染病引起的耳聋

有些儿童或成人,在患某些热性传染病的过程中或在患病以后,听力丧失了。这些容易引起耳聋的热性传染病,有流行性脑脊髓膜炎、麻疹、猩红热、百日咳、流行性腮腺炎、流行性感冒、风疹、水痘、带状疱疹、病毒性肺炎等。

1.流行性脑脊髓膜炎

据某医院统计,在传染病引起耳聋的病人中,流行性脑脊髓膜炎引起的占24.9%。它能引起“传染性神经迷路炎”,使听神经发炎。据统计高达95%的病人可在得病后2～3天内出现双侧耳聋,晚发者不多。因为这种传染病的易感人群时儿童,而家长常常忽略儿童在病中的听力问题。所以耳聋的发生率高。

流行性脑脊髓膜炎引起耳聋的程度一般较重甚至是双侧耳聋,常伴耳鸣,不少病理中还出现眩晕、平衡失调等症状,耳聋发生后,有些病人的听力可波动,好转或恶化,在一年后听力方可稳定。

2.麻疹

孩子得了麻诊以后,抵抗力低,容易合并其他一些疾病,如肺炎、喉炎、中耳炎等。有的医生认为,麻诊病毒进入血液循环,进入内耳,可引起内耳炎,造成感音性耳聋。这种情况引起的耳聋可在出疹期突然发生,而且常常是双侧的,当然轻重程度不一样,可合并耳鸣,是双侧不对称性感音神经性耳聋,以高频听力下降为主。

3.流行性腮腺炎

腮腺炎病毒,比麻疹病毒更容易引起感音——神经性耳聋。耳聋可发生在腮腺炎发病之前,也可以发生在腮腺炎初期、中期或后期。常常是突然发生,大多是一侧,轻重不一样,重的听力完全丧失。医学研究认为:腮腺炎病毒有很强的嗜神经性,在早期就可以进入血液和脑脊液当中,并进入内耳,使听神经发生病变,造成耳聋。

4.流行性感冒

得了流行性感冒,病菌可通过咽鼓管引起鼓膜充血和中耳炎,并进一步引起内耳和听神经充血和出血,造成耳聋。流感病毒引起的听觉的程度一般较轻,常常可以恢复,但也有不能恢复的,将成为重度耳聋。

5.中耳炎

中耳炎是一种导致中耳内液体聚集的感染。这种状况如果是慢性的或治疗不好,中耳传音的机能就会失调,从而引起轻度的耳聋。

另外,病毒性肝炎、病毒性肝炎等都可能引起耳聋。

各种传染病引起的耳聋,多发生在儿童时期,影响学习语言,所以要尽早确诊,及时治疗。一旦确诊是传染病造成的耳聋,应尽早选用合适的抗生素、血管扩张剂、维生素、皮质类固醇等药物治疗,争取恢复听力;对听力不能恢复的患者,争取及早佩戴助听器,利用残存听力进行听觉训练、发音训练、语言训练;最主要的措施是积极预防儿童传染病,在得传染病及使用抗生素的过程中,要注意孩子的双耳听力,一旦发现听力异常,及时去医院检查治疗。

(二)药物中毒引起的耳聋

我国儿童的耳聋发病比例高于发达国家,而且多数是药物中毒性耳聋。目前每年新增加的3万~4万名耳聋儿童中,半数为药物中毒性耳聋。

国务院1987年组织的第一次全国残疾人抽样调查显示:我国听力语言残疾者高达1770万人,其中耳聋患者600多万人,70%的患者与药物中毒有关;

还有人曾在1996年调查了1251名13岁以下的耳聋儿童,发现药物中毒造成耳聋的占47.7%。

南京海军414医院爱德耳聋儿童康复中心徐贵庭对南京市220位耳聋儿童的病因进行调查,发现药物中毒引起的耳聋在致聋各种原因中占有相当大的比例。见下表4-4-1:

表4-4-1 220名聋儿致聋原因调查表

| 致聋原因 | 药物中毒 | 先天原因不明 | 病毒感染 | 父母近亲结婚 | 无法提供原因 | 总计 |
|---|---|---|---|---|---|---|
| 人数 | 153 | 20 | 22 | 4 | 21 | 220 |
| % | 69.6 | 9.1 | 9.7 | 1.8 | 9.5 | 100 |

药物中毒引起的耳聋是指应用某些致聋药物或接触某些化学物质而导致的耳聋。之所以可以引起耳聋,主要是由于它能直接损害耳蜗的基底膜神经纤维,使之受损变形,不能恢复原状或再生,引起的都是感音神经性耳聋。这种耳聋可以发生在各年龄阶段,但儿童更易发生,其原因:一是儿童免疫能力差,因而发烧、感冒和患其他感染性疾病的机会比成人多得多;二是在儿童期,内耳及听神经正处在生长发育时期,对耳毒性药物更为敏感,尤其是新生儿和婴幼儿由于肾功能不健全,对药物排泄能力差,更易发生药物性耳聋。据研究,注射卡那霉素后体内药物浓度衰减一半的时间(半衰期)成人平均为2.3小时,而新生儿为4.6小时,比成人延长一倍;注射庆大霉素后成人为2~3小时,新生儿为5~11小时,比成人延长2~3倍。

1.引起耳中毒的药物

在20世纪40年代前,从南方金鸡纳树上提取的结晶体奎宁是治疗疟疾病的有效药物。而当患疟疾病的人在大量服用奎宁之后,会感到听力下降或常出现耳鸣现象,后来科学家研究发现,奎宁能使血管收缩,当患者大量服用奎宁后,可引起内耳缺血缺氧,这样,内耳的螺旋器上的听觉毛细胞会遭到破坏,使人出现听力下降,耳鸣。

现在发现,有些药物可以治病,但也会造成听神经中毒和被损坏,发生耳聋。据文献资料报道,威胁听力的耳毒性药物已有30多个种类达100余种之多。这些药物主要有:

抗生素类以氨基甙类最为常见，如链霉素、双氢链霉素、卡那霉素、阿米卡星、妥布霉素、庆大霉素、新霉素、巴龙霉素等；此外还有多肽类的万古霉素、多粘菌素 B、多粘菌素等；酰胺醇类的氯霉素等；大环内酯类的红霉素等；环肽类的紫霉素等。

解热镇痛抗炎药如复方新诺明、阿司匹林、水杨酸钠、布洛芬等。

利尿类的如利尿酸、速尿剂等。

抗肿瘤类的如长春新碱、顺铂等。

抗疟疾的如奎宁、氯奎等。

抗结核的、抗溃疡的、抗抑郁的、抗癫痫的、镇静催眠的、麻醉的、消毒的、免疫调节的、治愈心脑血管病等各类的药物。

此外还有一些生物制品如百日咳疫苗、乙肝疫苗、乙脑疫苗、麻疹风疹疫苗、狂犬病疫苗、流行性腮腺炎疫苗等。

还有重金属类如长期接触的砷、钴、铅（如含铅的化妆品）、汞、磷、镉等。

在 20 世纪 40 年代前，耳聋主要是因服用水杨酸纳和奎宁引起；40 年代中期耳聋的发生主要集中在使用链霉素等一系列氨基甙类抗生素引起；后来，除了上述药物之外，又发现利尿类、抗癌类等药物具有明显的耳毒性，使药物中毒导致耳聋日益增多。

使用上述药物导致耳聋的主要临床表现有：

早期症状常为高音调耳鸣，由于仅为高音调耳鸣，故难以觉察到耳聋。

随病情进展，耳鸣的频率扩展，耳聋程度加重，可发生于用药期、停药数周或数月后，有的可发生于用药早期。

听力检查多为双侧对称性感音神经性耳聋，早期主要在 4000Hz 以上听阈提高，以后逐步向低频扩展，可有重振现象。

药物可能会影响前庭器官，表现为平衡障碍、眩晕、身体或头部运动时视物不清。

2. 耳毒性抗生素

随着抗生素的问世，发生耳中毒，造成耳聋的病例与日俱增。据统计，自 1945 年发现链霉素对听觉器官具有毒性以来，使用抗生素造成耳聋的比其他药物引起耳聋更为常见。它主要损伤内耳的耳蜗，影响听力，或损伤前庭系统影响平衡功能，或两者均受影响。

实际上，抗生素种类较多，真正对听力和平衡功能构成威胁的仅仅是其中很少的一部分。此类药物耳毒性的大小依次是：

对前庭功能的损坏：新霉素、卡那霉素、链霉素、西梭霉素、庆大霉素、妥布霉素。

对耳蜗及听神经的损坏：新霉素、卡那霉素、阿米卡星、西梭霉素、庆大霉素、妥布霉素、链霉素。

这些药物，在消化道很少被吸收，可通过血液循环及窗膜渗透进入淋巴液，不管通过何种给药方式（口服、肌注、静滴、局部外敷等）进入体内，但只要到达内耳的药物达到一定的浓度，就可以发生耳中毒。

这些药物的中毒机理上不完全明了，可能与下列因素有关：①经血行进入内淋巴液或外淋巴液；孕妇用药直接经胎盘血管损坏胎儿的耳蜗。②这些药物可抑制 ATP 酶的活化，使内、外淋巴液中 $K^+$、$Na^+$ 倒置，引起膜的通透性改变和多种水解酶的释放，最终使毛细胞萎缩变性；进入内耳的药物的吸收和排泄减少，使得药物在内耳浓度高，长时间聚集，加重耳中毒。③破坏毛细胞的新陈代谢。这些药物的毒性会使细胞脂蛋白变性，基底膜神经纤维发生不可逆转的融合、扭曲等化学变化。④这些药物使机体的组织病理学改变。药物首先破坏外毛细胞，然后破坏内毛细胞。外毛细胞的破坏方向是由蜗底向蜗顶，内毛细胞的破坏方向是由蜗顶向蜗底。

这些抗生素药物对人耳有不同程度的毒害作用，医学上称此类可致耳聋的抗生素为耳毒性抗生素。

通过调查发现，在因耳毒性抗生素导致的耳聋中，链霉素致聋最为普遍，最为常见。

（1）链霉素中毒引起耳聋普遍的原因

①链霉素的服用，对听觉神经以及耳蜗内听毛细胞毒害作用相当大，破坏内耳代谢过程和特殊酶系统，抑制特种蛋白质的合成。短期服用，大约1％～10％受其害；而长期使用会有30％～75％的人出现程度不同的听力损害。

②链霉素引起耳中毒，更直接的原因是因滥用所致。链霉素本来只是对细菌感染有效，而对病毒感染（如感冒、发烧）无效。在过去一段时间里，只要发烧，不管什么原因引起，都采用青、链霉素联合注射。这样链霉素中毒的发病率就增多了。近些年来由于有关部门的大力宣传，链霉素滥用的情况减少了，链霉素中毒引起耳聋也相对减少了。

(2)分析几种耳毒性抗生素

①庆大霉素:如果用量过大,疗程太长,通过血液循环进入内耳,使耳中毒。其毒性比链霉素更强。可同时损坏前庭和耳蜗,对前庭的损坏(66%)比对耳蜗的损坏(16%)多且严重,双侧均遭损坏的占(18%)。

一般在用药1～2周后先出现较重的前庭症状,主要表现为恶心、呕吐、头晕、眩晕、步态蹒跚等。此药主要靠肾脏排泄,若肾功能不好,药物难以排出而积蓄中毒,这样,耳蜗会进一步遭受损害,出现耳鸣、耳聋等症状。

庆大霉素对耳蜗的损坏首先是蜗底基底膜上外毛细胞,使其变形,并向蜗顶进一步发展。

应用庆大霉素时,需服用复方 $V_B$ 或 $V_{B1}$,可促使感觉细胞利用多种营养物质进行新陈代谢,以起到保护内耳、预防药物中毒的作用。

②链霉素:链霉素主要用于治疗结核病,它对听神经、肾功能损害的情况与庆大霉素相仿。

常见链霉素有两种,即链霉素硫酸盐与双氢链霉素,它们对听觉器官损坏的部位不同,发生的症状也不同。

链霉素硫酸盐损伤前庭器官,在用药后2～4周开始,经过一星期达到高潮。其症状是眩晕,平衡失调,感到周围的景物在翻滚等。伴有恶心与呕吐,只有减量或停用才能缓解此现象。

双氢链霉素破坏耳蜗器官的毛细胞和听神经。通常在用药1～3个月,短的可在数日后,长的可在一年后出现听力减退,持续性耳鸣症状。开始是高频的听力下降,对尖锐清晰的声音反应不灵敏,但谈话不受影响,若这时未被意识到,不及时停药,听力就会继续下降乃至听力完全丧失。此外,还有中枢神经系统中毒的症状如:头昏沉,睡眠差,注意力不集中,记忆力减退等。

无论使用何种链霉素,如果发现眩晕与耳鸣应立即停药,用 $V_A$、复方 $V_B$、$V_C$、注射 $V_{B12}$ 及硫酸软骨素(康得灵)、强的松等治疗,对于阻止链霉素对内耳的进一步的破坏,有一定的效果。

③新霉素:新霉素对肺炎球菌、痢疾杆菌有抗菌作用,治疗肺炎、痢疾有效。但其引起耳中毒最为强烈,主要损坏耳蜗,以损坏蜗底基底膜上外毛细胞最为明显,且极不易恢复。过去认为新霉素的口服制剂毒性较小,实际并不然,不论口服还是注射,都可能引起双耳感音性耳聋。据统计,用药后耳聋发生率约为10%。

耳中毒症状在用药后1～6周后出现，最短的仅为3天，半数以上不超过15天，常为双侧耳聋，即使停药数月后耳聋的程度仍可继续增加。听力检测显示高频听力丧失严重。

④卡那霉素：卡那霉素对耳的毒性与给药总量、给药疗程长短以及血清中卡那霉素浓度等因素有关，但与给药途径无关。主要损坏的部位是耳蜗系统，其程度仅次于新霉素，较链霉素为重。耳中毒发生率可达57%，且多为双侧性。听力下降多在用药过程中发生，迅速达到高峰，也有在停药数月后发生耳聋。听力减退以高频为主，并逐步扩展，最后导致听力完全丧失。

持续性耳鸣往往是听力下降或耳聋的先兆，一旦出现，应立即停药。但有的病人耳鸣与耳聋会同时发生，甚至没有耳鸣直接出现耳聋。若肾功能低下，对耳聋则起着推波助澜的作用，故患有肾病者忌用。最近有人研究发现，在服用卡那霉素的同时服用甲状腺素对耳蜗具有保护作用，可大大降低耳毒性抗生素引起的耳聋的发生率，而且还不会影响药物原有的疗效。

(3)耳毒性抗生素引起耳聋的特点

耳毒性抗生素具三个隐蔽性特点。如庆大霉素、链霉素等引起的听力损害，首先发生在内耳高频率区(约8000Hz)，使高音听力下降，一般不易被人察觉，待用药数周、数月或停药半年、一年后，毒性扩展至低频率区，当病人听话发生困难，也不会意识到与用药有关，这在医学上称为“迟发性耳毒反应”，尤以婴幼儿与老年人最为多见。又如新霉素、卡那霉素等即使停用，它们在体内也已完全分解、排泄，而由药物引起的内耳毛细胞的退化及听神经细胞的变性萎缩，却仍在继续进行，直至听力完全丧失，此称“渐进性耳毒反应”。再如一位患皮炎的病人，只注射了半支链霉素，就立即发生了剧烈的眩晕、耳鸣、恶心和耳聋。医生在追访中发现，这家祖孙三代中竟有17人因注射该药而造成顽固性耳聋，有遗传性倾向，此谓“过敏性耳毒反应”。

(4)服用耳毒性抗生素引起耳聋的制约因素

一般说来，服用耳毒性抗生素，一次性用药剂量越大，或服用时间越长，发生耳中毒的可能性越大。但是，有的服用的剂量不大，时间不长，却发生了耳中毒而导致耳聋。据调查，有的儿童注射链霉素3g能导致耳聋，注射庆大霉素3～7天同样也能导致耳聋。

而有些人即使长时间服用了大量耳毒性抗生素，听力却安然无恙。

这说明，服用此类抗生素是否一定会导致耳聋，与个体对药物的耐受力有关即与个体的易感性有关,那么个体对药物耐受力又与什么因素有关呢?

首先,对耳毒性抗生素的耐受力与遗传相联系。在一个家族里有血缘关系的数个成员,都有可能在接受小剂量的药物后,发生耳聋。这就告诉我们,在家族中有药物中毒性耳聋的病例的情况下,其成员用此药应当慎重。有人(曹清泰)报道在9个家族中链霉素耳中毒者共有32例,其中一个家族中4代18人中有11例都因注射链霉素而发生耳中毒。还有人(李月明)报道一母系家族3代人中有17例由于使用链霉素造成严重的耳聋。

其次,对耳毒性抗生素的耐受力又与一个人目前的身体内部状况有关,一个人可能此时此刻对此药物耐受力强,彼时彼刻就弱。

(4)耳毒性抗生素引起耳聋的高危人群

肾脏功能不全者,肾脏不能有效地将耳毒性抗生素的毒素过滤和排除体外,使毒素在体内血清和内耳淋巴液中长时间滞留,易引起耳聋。

有药物性耳聋家族史者,更易发生药物性耳聋。

置身于高噪音、振动环境中的人,噪音可增加药物在内耳的浓度,易发生药物性耳聋。振动负荷与耳毒性抗生素共同作用,可增强药物对内耳的毒性损害。

由于耳毒性抗生素可通过胎盘屏障引起胎儿耳蜗螺旋器损害,胎儿先天性畸形中60%以上系药物中毒所致,故孕妇禁用耳毒性抗生素。

婴幼儿及老年人较常人对耳毒性抗生素更具有高风险性。

糖尿病、营养不良、高烧、脱水等患者对耳毒性抗生素具有相对的易感性。

联合使用两种以上耳毒性抗生素者具有高风险性。

补充铁剂的患者对耳毒性抗生素具有高风险性。

3.如何预防药物性耳聋的发生

耳毒性药物对耳的危害如此之大,但它对于治疗某些疾病疗效甚好,如结核病等。因此我们就应当做到对耳毒性药物的合理使用,预防耳聋的发生,而不要等到耳中毒后再考虑治疗,因为到目前为止仍然没有有效的办法和药物治疗药物性耳聋。

如何预防,下面谈几点措施:

①针对医生

随着科学技术的发展,有些药物逐渐被淘汰,但有些新的药物正在被开发应用,它们是否导致耳聋,还不得而知。所以医生要了解药物的性能以及药物的毒副作用，在给病人治病时，应详细询问患者及家族的用药史、病史，要严格把握应用范围，慎用或不用耳毒性药物，或尽量以非耳毒性药物代替耳毒性药物，以免给病人造成耳聋。耳毒性抗生素不宜用于流感、麻疹、肺炎等病毒性疾病；也不宜用于肾炎、气管炎、扁桃体炎等症。

在病情需要应用耳毒性抗生素时，应采用最小有效剂量，疗程不宜太长，一般不超过两星期。切忌两种或两种以上耳毒性药物同时使用，耳毒性药物也不宜与速尿、利尿酸等合用，否则会加剧对听神经的损害。如果耳毒性药物与晕海宁同用，会掩盖耳中毒症状。

对于肝肾功能不全者、超过 65 岁的老人、孕妇、6 岁以下的幼儿特别是1～2岁语言学习期间的儿童以及有同类药物耳中毒家族史的，均列入忌用之列。

给药途径的选择很重要。能口服的就尽量不要肌肉注射，能肌肉注射的就尽量不要静脉注射。

除了抢救生命，对一般性炎症，应禁用新霉素，尽量不用双氢链霉素。

②针对家长

家长要有自我保护意识。在给患儿看病用药过程中，家长要多问几个为什么，多请教有经验的医务人员，采取对自己、对孩子高度负责的态度。当自己的孩子患病时，不要随便用药或自行处理。因为小儿用药，在药物的剂量、浓度上都与成人有不同之处，所以，应到医院就诊，按医生的处方用药。

儿童在服用耳毒性抗生素药物时，家长要经常注意观察儿童有无耳鸣、头晕等现象，做到早期发现，早期采取措施。治疗愈早，听力恢复的希望愈大。治疗上，应以营养神经的药物为主，如 $V_A$、$V_{B1}$、$V_{B12}$ 以及某些生物制品，如 ATP 等。

一旦用药后发现耳已中毒，耳聋已发生，要尽快采取改善内耳微循环、营养毛细胞和神经的药物进行治疗，这种治疗最好是在耳聋发生后 1～3 周为宜，不要超过半年。若半年后仍无效则应放弃，不要再盲目迷信药物和针灸等治疗，因为这种耳聋是感音神经性聋，是内耳毛细胞听神经坏死脱落，不能再生，是不可逆的。所以用药不是万能的。明智的选择就是佩戴合适的助听器，及时进行听觉训练和语言训练。

# 第五节　耳聋的防治

## 一、耳聋防治的意义

(一)聋与哑的关系

聋就是耳聋,在医学上称聋症。哑就是口哑,在医学上称哑症,二者不是一回事。听觉分析器因病变、受损伤造成的听不到或听不清声音是聋症;语言运动分析器发生病变,失去功能,或因其他原因使得有口发不出音是哑症,医学上也称语言运动分析器因病变造成的哑症为运动性失语症,称简称失语症。可见耳聋并不一定哑(如老年性耳聋者仍能说话);哑不一定聋(如失语症患者能听见声音),那么平时所说的"十聋九哑"是怎么回事呢?聋与哑到底是什么关系呢?

一般地认为:哑有两种解释:一种是指聋儿由于耳聋而不能形成听觉反馈,这样他们通过"听—模仿"正常的学习语言途径被堵塞了,因而他们不能够像正常人那样掌握发音、说话,大多数聋儿是这种情况,故称"十聋九哑";而另一种是医学上的科学的解释,所谓的哑,则是由于发音器官长期闲置不用因而功能退化,发音内化,以至于发不了音来,而聋儿中这种情况很少。因此从科学的角度来看,"十聋九哑"的说法应当被"十聋九不哑"或"只聋不哑"的说法所取代,这也就是说,聋儿只要能发出音来,就不算是哑,只要不是哑,通过恰当合适的教育和训练,他们就一定能学会正确的发音和说话。

部分聋儿,由于不能形成听觉反馈,因而不能有意识地调整自己的发音,而且也惰于发音讲话,久之,会使舌头僵化不灵活,声带失去振动功能,使由原来能发出声音而逐步变得使声音内化,最终发不出声音来而致哑。我们平时所说的聋哑人就是这种情况。由此可见,有些哑是因聋所致,但哑不是聋的必然结果。

对耳聋的防治在一定程度上可以减少聋以及因聋所导致的哑的出现。

(二)耳聋和语言发展的关系

语言的正常形成、发展,需要有完好的周围神经系统、中枢神经系统以及良好的心理状态。

听神经属周围神经系统,如果受到损伤就会影响听觉、听觉反馈以及语言的形成。听觉器官是接受声音、形成听觉的系统,通过听觉系统,别人的语言才能被感知和模仿,这就是语言形成发展的最初阶段。听力正常的儿童可运用听觉反馈矫正发音,调整自己的说话,逐渐形成完善的语言。可见,在语言的形成和发展中,听觉是很重要的必要条件。除听觉系统必须正常外,中枢神经系统、发音器官的完整性及智力、感情等因素都对语言的形成起着至关重要的作用。

由于耳聋,包括别人的语言在内的各种声音很难被他们所感受到,因而不能模仿和学习,也不能感受到自己的发音、说话是否清晰、准确,更不能对自己的发音和说话进行调整,因此严重地影响了他们语言的发展。

对于语言形成后导致的耳聋儿童,尽管有一定的语言基础,但由于听不到、听不清自己的发音和说话,也不能感受、监控和调整自己的发音和说话,语言功能也会不同程度的退化,表现为语言清晰度下降,不自觉地提高讲话的强度,语言缺乏抑扬顿挫,声源定位能力差,对各种大噪声的耐受性较差,不能有选择地倾听某人或某种声音。

因此耳聋的防治有助于聋儿语言能力的形成和发展。

(三)耳聋与心理发展的关系

儿童从一生下来生理、心理就处于发展阶段,但最迅猛发展的阶段还是在幼儿时期:神经系统在逐步完善,脑量基本上接近正常人;无意注意向有意注意的发展,注意的对象范围的扩大,注意时间的延长;从直觉形象记忆发展到语词逻辑记忆;从直觉动作思维到具体形象思维再到抽象逻辑思维等等;特别是在语言发展方面尤为突出:从呀呀学语到听词、理解词、说单词,再到简单句、复合句等等,从口语的发展完善到内部语言的发展。幼儿的生理的发展为其心理的发展提供了物质基础,而他们语言的发展、完善为其心理的发展也起着非常重要的作用。

聋儿大脑的发育同正常儿童没什么两样,这就为他们心理的发展提供了物质前提。但由于耳聋,堵塞了他们形成和发展语言的正常途径,使得他们语言的发展受到严重的影响,不能及时形成口语,当然也就更谈不上内部语言了。这样由于语言的缺乏,会严重影响他们接受教育、知识的学习以及心理的进一步发展,表现为感知不准确、不完整;注意力不集中,品质差;记忆不牢固,不准确;思维肤浅、简单、不全面;想象力贫乏等。

耳聋的防治有助于为聋儿的心理发展创造条件。

## 二、耳聋的防治

(一)先天性耳聋的防治

先天的因素导致儿童一出生后就有耳聋,统称为先天性耳聋。先天性耳聋可分为遗传性耳聋与非遗传性耳聋两类。先天性耳聋占聋儿的比例,各家报道不一,约在20%~50%左右。

1.遗传性耳聋的防治

遗传性耳聋的遗传方式可分为常染色体显性遗传性耳聋、常染色体隐性遗传性耳聋和伴性遗传性耳聋三种。

遗传性耳聋的防治,首先要避免近亲结婚,建立遗传咨询,做婚前检查,要用遗传学理论并结合计划生育工作来预测和防止耳聋的发生。从优生优育角度,为预防先天性遗传性耳聋,在生育方面提出以下建议:

同类先天性遗传性耳聋患者结婚,绝对不应生育;

先天性遗传性耳聋患者和有遗传因素的健康者结婚,相对不宜生育;

先天性遗传性耳聋患者和无遗传因素健康者结婚,相对不宜生育;

双方均有先天性耳聋遗传因素的健康者结婚,相对不宜生育;

一方为先天性耳聋遗传因素携带的健康者与无遗传因素健康者结婚,可生育。

遗传性耳聋多数为感音神经性耳聋,目前尚无良方,关键在于预防。

2.非遗传性耳聋

非遗传性耳聋包括孕期与产期所致的耳聋。

孕期所致耳聋指胚胎期中,胎儿受到母体方面影响所发生、不存在遗传因素的听觉缺陷,常因药物中毒或病毒感染所致。

产期所致的耳聋包括围产期(一般指妊娠28周至出生后7天)及产后由于各种原因导致的耳聋。如孕妇妊娠毒血症,母婴Rh因子不合,分娩时难产、早产,新生儿的头颅外伤、缺氧等,这些因素可能会影响到胎儿或婴幼儿的内耳、听神经或听觉皮层,导致耳聋。

对于非遗传性先天性耳聋的防治:(1)妇女怀孕期应注意环境、营养卫生,个人卫生以预防病毒感染,尤其在孕期前三个月内,要注意风疹的感染,一旦感染,应立即终止妊娠,如疑有感染,可用风疹疫苗预防。(2)要积极防治妊娠期间的疾病,尽量避免局部照射X线或在全身麻醉下施行大手术。(3)在孕期中尽量不要使用使用耳毒性药物。(4)胎教要得法。

(二)后天性耳聋及防治

后天性耳聋包括传音性耳聋、感音神经性耳聋、混合性耳聋。

1.传音性耳聋的防治

引起传音性耳聋的原因很多,如外耳病变中的外耳道耵聍、外耳道异物或外耳良性肿块、外耳道炎症、外耳道疖等;中耳病变中的鼓膜外伤、化脓性中耳炎、非化脓性中耳炎、粘连性中耳炎以及鼓室硬化症等。

应根据不同的病因进行相应的预防及治疗。(1)要教育儿童,不要随意往耳内塞东西,要纠正不良的挖耳习惯。如外耳道有耵聍或异物,切忌自己盲目乱掏,一定要请耳科医生用耵聍钩或镊子将其取出,以免挖耳不慎而伤及鼓膜,成为耳聋。(2)外耳道炎或外耳道疖,要及时滴耳液治疗,病情严重者可适当用一些非耳毒性抗生素。(3)非化脓性中耳炎,可用呋麻滴鼻液滴鼻,收缩鼻粘膜,改善咽鼓管功能,并进行咽鼓管吹张。(4)如果鼓室有积液,可在无菌消毒情况下进行中耳穿刺。如反复穿刺无效者,可在鼓膜上插入通气管,防止鼓室粘连,以利于恢复听力。尤其是儿童患者,更要在早期进行这项治疗,以提高听力,减轻对儿童语言发展的影响。(5)中耳炎是致聋的常见原因之一,预防中耳炎是防聋工作的重点之一。所以要增强儿童体质,加强锻炼,防止上呼吸道感染,及时治疗慢性鼻炎、鼻窦炎和扁桃体炎,纠正不正确的擤鼻方法,以免鼻腔分泌物经咽鼓管进人中耳,减少中耳感染的机会。(6)中耳有化脓性炎症时,全身一定要给以及时、适当、足量的抗生素治疗,局部用双氧水洗耳,滴无耳毒性药液,使中耳腔保持干燥。(7)对于各种原因造成的鼓膜穿孔及听骨链中断或固定,在咽鼓管功能良好的情况下,可进行鼓室成型术,恢复或提高听力。(8)如病人因各种原因不能手术或不愿手术者,可配带助听器。(9)粘连性中耳炎的手术效果不理想,重在预防。

2.感音神经性耳聋

声波进入内耳(耳蜗)后由声能转变为神经兴奋,通过听神经传递到脑干,最后到大脑皮层听觉中枢,形成听觉。以上任何一个环节有病变,均会出现感音性耳聋。耳蜗柯蒂氏器发生病变引起的聋称感音性聋;神经传音径路发生病变引起的聋称神经性聋;中枢性病变引起的聋称中枢性聋。感音性聋与神经性聋通过精细的听力学检查可以大致区分,但临床上不宜区分,故将两者合并称为感音神经性聋。

引起感音神经性耳聋的病因有:孕妇或婴幼儿使用各种某些药物如耳毒性抗生素或接触某些化学物质如放射形物质、铅、磷、汞等;婴幼儿患急性传染病;一次性短暂的强噪声刺激或长期遭受的噪声刺激;全身及其他器官的慢性疾病、老年性听觉器官功能退化、听神经瘤以及 Mg、Zn、I、Te 等微量元素的代谢障碍等。

对于感音神经性耳聋,目前尚缺乏较满意的治疗方法,所以关键是要防止和避免发生,预防重于治疗。(1)我们要像保护眼球一样来爱护自己的听觉器官,以免遭到意外的损害;(2)用耳毒性药物时,要严格掌握,不能随便滥用,如疾病需要必须使用此类药时,一定要了解患者有无过敏史或家族中毒史,切忌盲目用药,避免给对药物易感者带来不可挽回的后果。用药期间,应同时服用大量维生素 B,可以保护内耳,营养神经,增强内耳中耳蜗毛细胞的代谢,缓和中毒病情的恶化。还要注意掌握剂量和用药的时间、用药的年龄及其肝、肾功能的状况等,尽量减少至最低有效剂量。在使用耳毒性药物过程中,要给予听力监测,如出现耳鸣、耳内发胀、头昏、手足或口面麻木等症状,要立即停药。婴幼儿因不能正确诉说早期的中毒症状,一旦发现中毒,多为时已晚,因此更要慎用;(3)平时要注意营养,增强体质,预防各种传染病。尤其是婴幼儿,更要及时接种疫苗,防止各种传染病的发生,减少病毒对内耳的损伤;(4)成人要劳逸结合,注意情绪变化,有全身慢性疾病时要及时治疗,加以控制,尽量减少引起内耳病变的可能;(5)平时我们要尽量避免近距离接触高强度的锣鼓声、鞭炮声,呼吁禁止儿童放鞭炮。如实在无法避免时,可张开嘴巴,保持鼓膜两侧的压力平衡,减少对内耳的损伤。在噪音环境内工作的人,应使用护耳器,或用吸音性能好的材料将声源隔开,或改善设备和改进生产工具,降低声音强度;(6)使用"随身听"者,音量不宜过大,持续听的时间不宜太长;(7)不要长时间接触摇滚乐;(8)一旦发生感音神经性耳聋,早期注射能量合剂、使用大量维生素及扩血管药物,已失去功能的毛细胞可望被激活复生,使听功能得到部分或完全恢复。有条件的可试用高压氧治疗或体外反搏治疗。有残存听力者,可根据听力损失的情况配戴合适的助听器,有利于获得语言、接受正常教育和促使心理的发展;(9)对于听毛细胞损伤、但保留部分蜗神经的严重耳聋患者,可用"人工听觉"——电子耳蜗,从而产生听觉,使全聋人从无声世界回到有声世界。电子耳蜗虽然使患者能听到声音,如敲门声、铃声、汽车喇叭声等,但并不能听懂语言,只能感受语言信号的节律与时程,还得需要进行看话训练、语言训练，方能提高对语言的理解能力。

## 三、对高危儿童的听力筛选

(一)听力筛选的概述

我们可以用主观、客观的听力测定方法对某一特定的个体进行鉴别，可诊断出该人是否有耳聋，是否需要进行系统的听觉训练和语言训练，是否需要制定个别化教学方案，因此必须做到客观而准确。

我国0～14岁儿童达3亿之多，每年新出生婴儿2000万人，从这些数量庞大的新生儿中诊断出每年新增的约100万名有各种缺陷的儿童及3万～4万有听力和语言障碍的儿童，这是一项耗人力、物力、财力和时间的巨大工程，但这项工作还是应该做，这对于及时发现耳聋及其他缺陷，及时采取有效措施给予教育和训练很有必要。

鉴于此，我们希望能有一种简便、快捷、经济的方法能在较短的时间内从众多的儿童中筛选出可能有听觉和语言问题的儿童，然后对这些儿童进行详细的听力诊断和评估，这就是听力筛选。

听力筛选的准确定义是：用快速而简捷的方法从某一个特定的群体(通常指0～6岁的新生儿和婴幼儿)中鉴别出可能存在耳聋缺陷的个体的过程。

听力筛选的意义在于：早期发现、早期诊断、早期干预以达到早期听力语言康复。新生儿的重度或极重度耳聋通常发生在出生后的第一个星期或出生后很短的时间内，引起家长的关注以及进一步的康复、训练需要从这个时候开始；从新生儿中筛选出的可能有耳聋的儿童可以进一步做详细的、准确的诊断和评估；听力筛选可为耳聋儿童选配合适的助听器或其他助听设备提供相关信息；听力筛选可为耳聋儿童的康复、教育计划和方向提供有关信息。

(二)对不同年龄阶段儿童的听力筛选

1.新生儿的听力筛选

对新生儿的听力筛选的作用和意义很为重要，其目标是鉴别那些由先天性或遗传性因素造成耳聋的儿童，以便及早对他们采取有效措施予以干预。

常用方法：

(1)高危登记：各国规定的高危标准不同。美国婴儿听力合作委员会关于先天性或早发性聋的高危筛选标准(1982年)是：有儿童期听力损伤的家族史；先天性的产前感染(如风疹、疱疹、溶血症、梅毒、弓形体病)；头部和颈部解剖结构异常（如综合征性和非综合征性的形态学异常，硬腭或软腭腭裂，耳廓形态异常）；出生体重＜1500 克；胆红素水平高导致交叉感染；细菌性脑膜炎，特别是血友病感染；严重脑瘫，包括如 Apgar 分为 0～3 分，或出生后 10 分钟无自主呼吸，以及出生后 2 小时持续低张力状态。等等。

我国有学者（陈振声、孙喜斌等，1999）提出，“听力高危新生儿的标准”包括：

家族中有先天性耳聋患者；

近亲婚配者的子女；

在怀孕前父母有放射性接触史；

妊娠期有宫内感染，例如风疹、疱疹、巨细胞病毒、梅毒、弓形体病等；

孕期有耳毒性药物使用史；

孕期有吸毒史；

有先兆流产史；

有习惯性流产史或长期使用保胎药物史；

孕妇接受过放射性或同位素照射；

孕期有一氧化碳中毒、严重营养不良、重大精神刺激或慢性肾炎、甲状腺等疾病；

孕妇有高龄妊症、先兆子痫、子痫等；

出生时产程过长或有宫内窘迫或出生时没有自主呼吸；

出生时使用过引产器械；

早产儿；

出生后 1 小时内体重低于 1500g；

颅、面、颈部畸形；

高胆红素血症患儿；

细菌性脑炎患儿；

Apgar 评分＜6 分。

（2）目测：有经验的听力筛选人员可通过目测了解新生儿有无生理结构和形态上的缺陷，这是筛选遗传性耳聋患者的条件之一。

（3）唤醒测验：用声音刺激能否唤醒睡眠中的新生儿。

2. 对 2 个月～2 岁婴幼儿的听力筛选

对此年龄段儿童听力筛选的目标是：及早发现先天性或后天性耳聋儿童。

常用方法：

(1)声音反应测验：听力正常儿童在3个月会对突然发生的巨响产生躯体、头部痉挛或反射性瞳孔放大等反应。儿童对声音定向反应见本章第三节表3－3－1。

(2)其他测听方法：由于这个年龄阶段的儿童不能很好地配合主观听力测试，因此可采用客观测听方法如脑干电反应测听等。

3.对2～5岁幼儿的听力筛选

对该年龄段儿童听力筛选的目标是：及时发现中度或中重度耳聋儿童。

常用方法：

对于不合作的儿童采用行为观察。

对于能够较好合作的儿童可采用主观测听法。

不论是否合作，客观测听也适用于这个年龄段的儿童。

4.对5岁以上儿童的听力筛选

这个年龄段儿童听力筛选的目标是：发现后天原因或耳疾所致的不同程度和类型的耳聋儿童。

常用方法主要采用纯音测听以及客观测听方法。

# 第四章　康复的概述

## 第一节　康复及聋儿康复

### 一、康复的概念

联合国世界卫生组织 1969 年提出:康复是使残疾者尽可能地在体力、智力、社会、职业和经济方面成为有用的人。

1981 年,世界卫生组织残疾预防与康复专家委员会新修订的康复的定义是:应用各种有效的措施,以减轻残疾的影响和使残疾人重返社会。由此看出:康复不仅是训练残疾人使他们适应周围的环境,而且也包括调整残疾人周围的环境和社会条件以利于他们重返社会。在这里指出康复的目的和任务较前更为提高,首先是使残疾人适应环境。其次是使残疾人参与社会活动,重返主流社会。这两个目的、任务的内涵很丰富:适应环境包括从生理上的适应到心理上的适应;重返主流社会则是指能像正常人一样自立于社会,包括受教育、就业、参与政治等方面权利的获得。这样看来,康复的领域极其广泛,包括医学康复、教育康复、职业康复、心理康复和社区康复。

(一)医学康复

医学康复是康复学的一个重要组成部分。它是为了达到康复的目的,而侧重于医疗手段的应用。努力做到早期发现,早期诊断和早期治疗,以减轻、改善并最终消除残疾人生理上的功能障碍、形态异常带来的负面影响,促使代偿功能的恢复,为重返社会创造条件。如医学上对耳聋患者的治疗及选配合适的助听器、对全聋患者实施耳蜗移植手术;对角膜损伤者实施的角膜移植手术等。

医学康复虽然是运用医疗手段对残疾者进行治疗,但更要以预防为主,最大限度地避免和减少残疾的发生,降低残疾的发生率。

(二)教育康复

通过教育的手段和措施,以教学、训练的方式,减轻由于残疾而给残疾人带来的各种消极影响,以使他们最大限度地回归主流社会,平等地参与社会生活。比如对聋儿进行听觉、发音、语言等一系列的训练和实施学校教育;对盲童进行定向行走的训练和盲文的学习等。

(三)职业康复

根据残疾人具体的残疾特点和程度,对他们进行某种职业技能的训练,以使他们掌握专业知识,形成专业技能,将来能适应社会,顺利就业,达到自食其力,变消费者为生产者。对残疾人的职业康复具有一定的社会意义和经济意义。

(四)心理康复

心理康复即心理训练、心理治疗。即根据心理学的基本理论,运用心理学的技术对残疾人进行教育和训练,以减少他们因残疾所导致在心理发展上的特殊性,并使他们的心理得以健康发展。

(五)社区康复

社区康复是城乡基层社区依靠有关部门,开发和利用社区资源,建立残疾人的康复机构,综合运用各种康复措施,提供全面的康复服务,使残疾人能够就近方便地接受康复训练,恢复和补偿功能,增强参与社会生活和社会活动的能力。

## 二、语言康复

语言康复又称语言再教育,对失去语言技能或语言技能残损者进行的训练。对象一般为聋人或因各种原因造成的语言障碍者,旨在使失去的或受损的语言技能恢复到可能达到的最佳状态。

语言康复的对象具体地包括:

(一)耳聋儿童

耳聋儿童由于听力的丧失,失去了语言发展的正常途径,必须通过听力语言康复才能使他们的语言得以形成和发展。

（二）智力落后儿童

智力落后儿童是指智力明显低于一般儿童并表现出具有适应性行为障碍的儿童。智力落后可能有多种原因引起，任何生物的、社会的、文化的和心理的有害因素都可能严重地影响到儿童智力的发展。

智力落后儿童中有相当一部分存在语言障碍问题。

（三）脑瘫儿童

脑瘫是由于各种原因导致儿童在出生前至出生后一个月内发生的非进行性的脑损伤，主要表现为中枢性运动性障碍及姿态异常，同时伴有智力低下、语言障碍、癫痫等并发障碍。

我国脑瘫儿童出现率为1.5‰～5‰，脑瘫儿童中50%～80%有语言障碍问题。

（四）自闭症儿童

自闭症又称孤独症，是一种发生于3岁前儿童的比较严重的发育性障碍。主要临床表现有：1.社交困难。患儿特别孤独，缺乏与他人情感交流和对父母的依恋，对外界刺激无动于衷；2.语言发育迟缓。社会交往中很少使用语言，即使使用也多为模仿语言、刻板语言，有的代词颠倒，语言奇特，语言的可懂度低；3.强迫坚持行为的同一格式，若改变会产生强烈的焦虑。该病病因尚无定论，可能与器质性因素、家庭环境、双亲人格等因素有关。

据有关资料显示，自闭症儿童出现率在4/10000～15/10000之间。其中大部分有语言障碍问题。

（五）口吃儿童

口吃是一种语言流畅性障碍，主要表现有：1.语流出现阻碍；2.音节重复；3.音节拖长；4.隔断应连续说出的词语；5.避开某些该说的词而改用别的词；6.发音过分用力，伴有心情紧张、眨眼、肌肉紧张、感觉气短等现象。

我国大陆对口吃儿童出现率目前没有准确的数字。据台湾荣民总医院1976年统计显示，台北市7岁学龄儿童口吃流行率为1%。若按此推测，我国大陆口吃儿童总数将超过千万。他们需要通过语言训练恢复正常。

（六）存在单独构音障碍和嗓音障碍的儿童

构音障碍发生在构音系统，是指人在发准声音方面存在的缺陷。主要有四种表现形式：替代即用一个音替代正确的音，如用“d”替代“g”，将“gao”发成“dao”音；省略即省略应该发的音，如把“dian”发成“dan”；扭曲即将一个音发成另一个近似的在母语系统中不存在的音；添加即在音节中添加多余的音素。这里指的构音障碍主要是指在使用汉语普通话前提下发生的语言构音的问题。

嗓音问题发生在发声系统。声音和语音都有音调、响度、音色和音长四个特性。发声时若涉及到其中一个方面或同时涉及到两个或三个方面问题时就属于嗓音障碍。其表现：音调过高、过低或平直；音量过大、发音无力或失音；气息声、嘶哑声、鼻音过重或鼻音缺失等。

这些儿童的发音问题、语言问题必须经过系统的发音训练和语言训练方能改变。

## 三、聋儿康复

(一)聋儿康复的定义

聋儿康复即聋儿的听力语言康复，是我们通常所说的三项康复(白内障复明、小儿麻痹康复、聋儿听力语言康复)中很重要的一个方面，是指协调各种因素，综合通过各种途径和运用有效措施，对聋儿进行听力和语言方面的康复和训练，使他们形成和发展语言，发展思维和能力，促使其德、智、体全面和谐发展，为将来平等地参与社会生活奠定基础。

该定义包括三层含义：康复的目的是最大限度地减轻听力语言残疾对患者的各种消极影响，使他们重返主流社会，平等地参与社会生活。康复的有效措施，是综合地、协调地运用有助于提高聋儿听力语言康复的一切措施和手段，包括：(1)在查询聋儿听力丧失的原因、测定听力丧失的程度、种类的基础上为他们选佩合适的助听设备等。(2)最大限度利用和发展他们的残存听力以及为训练他们看话、说话能力而运用的各种科学的方法。(3)为使他们适应社会生活环境而对各种社会条件进行的调整的措施的方法。(4)使他们掌握职业技术所运用的训练方法和对他们进行心理训练所运用的方法等。聋儿康复的实施应当由包括语训教师、聋儿本人及家长在内的所有成员的广泛的、积极、共同的参与，这是取得较为理想的康复效果的必要条件。

许多人认为：聋儿由于聋而不会说话，因而康复就在于在他们佩戴合适助听器的情况下，训练他们发音、说话、听话和看话的能力，这样就为使他们回归主流社会扫清了障碍。实际上，与正常儿童相比，他们的特殊性不仅表现在听觉和语言方面,还表现在心理发展、知识的获得以及社会适应性行为等方面,这些特殊性会影响他们以后的生活和工作。所以说,聋儿康复是一项综合性康复:一方面通过康复训练使他们在语言形成和发展的同时,德、智、体、美、劳等方面也应当得到全面和谐的发展;另一方面,聋儿康复应当包括医学康复、教育康复职业康复和心理康复等,达到全面康复。

(二)聋儿康复的必要性

聋儿的康复工作,尽管在我国刚刚起步,但它体现了我们社会主义制度的优越性,也标志着我们社会的文明和进步。因此这项事业并非可办可不办的事业,无论从当前还是从将来看,都有着极其重要的意义和必要性。

1.政治意义

在我国 8000 多万残疾人中,听力语言障碍者占了两千多万,而 7 岁以下需要接受听力语言康复训练的有百万之多,更严重的是,每年还要新增聋儿 3 万～4 万,这是一个很庞大的群体,对这些聋儿进行的听力语言康复训练,可体现我们社会主义制度的优越性和国家、政府对残疾人的关心,同时也反映了我国公民拥有的平等的接受教育的权利和义务。若忽视了对数量如此庞大的聋儿进行教育康复训练,他们将失去了将来进一步学习和接受良好教育的条件和基础。

2.社会意义

家庭是整个社会最基本的细胞,在家庭中一个聋儿会给整个家庭带来许多惶恐和不安,若及早地对他们采取有效措施进行干预,可以最大限度地发展他们的语言能力,增强他们的社会交往和对社会、环境的适应能力,对于他们将来更好地接受教育,健康地成长奠定了基础。否则,聋儿的听力不足、语言的缺陷、社会生活经验的缺乏势必会影响他们的成长和发展,会给整个家庭、社会增加负担。

3.经济意义

心理学认为,语言的形成和进一步发展对于智力开发的作用很大。聋儿有着与正常人一样的智力发展潜力,但由于语言的缺陷,使得智力尚未得以充分的开发和发展。通过早期的、科学的康复训练,可以促使他们语言得以发展,这在一定程度上可促使他们智力的发展和提高。这可为使他们将来更好地学习系统的科学文化知识,学习职业技术,掌握一技之长,从事社会生产,为社会创造物质财富创造条件。

4.从聋儿个人的发展上,听力语言康复的必要性和意义还表现在:

(1)听力语言康复对聋儿智力开发具有直接的作用。

(2)听力语言康复是聋儿形成能力、掌握科学文化知识的有效途径。

(3)听力语言康复对聋儿终身发展都起着积极的主导作用。

(三)聋儿康复的可能性

1.聋儿具有交往的欲望

交往包括对语言信息的表达和接受两个方面。正常人的语言是随着交往欲望的增强而逐步形成和发展起来的。对于聋儿,虽然由于各种原因而导致听不清或听不到各种声音,不能形成听觉反馈,因此而使得他们不能及时形成和掌握语言。但是他们同样有与人交往的强烈欲望,比如当聋儿在同正常人在交往上有障碍时,即他们的表达不能为正常人理解和正常人的表达又不能为他们所接受时,他们会表现出急躁、跺脚等。正是由于聋儿有这种强烈的交往欲望,为对他们接受听觉、语言等方面的康复训练,掌握有声语言,提供了重要的前提和保证。

2.聋儿潜在地拥有交往的间接手段。

大多数聋儿都有不同程度的残存听力,这样在他们佩戴合适的助听器之后,他们潜在的听能就能得到很好的挖掘,有利于使他们辨别声音和借助听力感知别人的语言表达。又由于聋儿听觉的补偿作用,使得他们在其他感觉方面如视觉,发展得比较突出,这对于他们利用借助各种完好感官参与康复训练和看话训练,对于他们语言的形成、发展,有着相当重要的作用。

聋儿仅仅表现于他们听不清或听不到声音,但他们的发音器官还是正常的,具有发音、说话的生理机制。同时他们大脑皮层的语言中枢也是正常的,没有任何病变。这些条件就决定了他们在接受系统的、科学的康复训练之后能够学会发音、说话以及灵活自如地运用口语来表达自己的思想感情。

尽管聋儿具有接受康复的有利条件,但这些条件在康复训练之前仍然处于潜伏状态的。只有通过康复训练,这些条件才能被激活,处于明显状态,在语言的形成发展过程中发挥作用。

总之,从聋儿自身条件来看,具有接受康复训练的可能性条件,而且在实际生活中,也有不少聋儿通过康复训练也取得了成功,语言能力、学业能力、社会交往能力及心理都得到了较理想的发展和提高。这些成功的事例,可使我们对聋儿康复事业树立信心,坚定信念。

(四)接受聋儿听力语言康复训练的对象

1.年龄范围

我国聋儿的听力语言康复过去基本上在2岁、3～6岁之间。聋儿听力语言康复的理论与实践证明:实施早期干预即早发现(早)治疗、早补偿(佩戴助听器或植入人工耳蜗)、早接受康复训练,有利于使其语言得到更好的发展,而且干预得越早,效果越好。但由于种种原因,做到早发现很困难,通常是在孩子1岁多至2～3岁时方发现。如今我国在全国范围内采用一项重要举措即将新生儿听力筛查纳入到新生儿疾病筛查项目,这为聋儿的早期发现提供了保证。早期发现后应尽早接受康复训练,因此耳儿的听力语言康复训练的年龄范围应当确定在0～6岁之间。

2.听力丧失的程度

听力补偿和听力重建是对聋儿有效进行听力语言康复的重要条件和前提。

从理论上讲,聋儿无论听力丧失多严重,都应当纳入到听力语言康复的范围内,但实际上有些聋儿听力语言康复实施起来很困难。我们知道:聋儿中约90%的听力丧失在41～90dB之间,在此范围内的聋儿,他们有一定的残存听力,通过佩戴助听器可以使听力得到较为理想的补偿;在91dB以上为极重度聋,这些聋儿佩戴助听器无效或效果很差,但在91～110dB之间的聋儿如果通过人工耳蜗的移植可以使听力得以重建;而听力丧失在110dB以上的,目前的医学和科技发展水平还无法解决他们的听力问题。

因此耳聋儿童的听力语言康复其听力丧失程度应基本确定在40～110dB之间。

(五)聋儿听力语言康复的分类

聋儿听力语言康复可分为两类:

1.听力语言系统培建

主要针对语言形成前的聋儿。由于他们在聋发生之前尚未通过正常途径形成语言,而且听觉和语言经验也几乎没有,这样就需要采取有效措施(如选配合适的助听器等),通过训练最大限度地帮助他们建立听力语言系统,发展他们的听说能力,以利于他们接受各项教育。

2.听力语言系统重建

主要针对在语言发展完善后的听力损伤者。由于他们在耳聋发生之前曾经有语言和听觉的经验。在听力丧失之后,他们的语言能力会随之而减弱,这就需要借助助听设备,通过系统的训练来恢复或重新建立他们已丧失的听力-语言系统。

聋儿听力语言康复的工作要点包括:①会诊,通过医生、教育专家、临床心理学专家、训练的实施者以及聋儿家长的集体会诊,对聋儿进行听力、智力、语言和心理等方面进行客观的评价,以确定聋儿是否能够接受康复训练,是否需要和需要何种听力补偿手段,需要何种康复训练。②康复训练计划的制定和实施。③对康复训练结果的反馈和评估。④聋儿家长的教育:对家长进行听力语言康复内容、方法的辅导以及函授教育或其他各种形式的教育,目的是调动家长的积极性,使他们能主动地参与到聋儿康复训练之中。

(六)影响聋儿康复效果的因素

聋儿虽然具有接受康复训练的可能性条件,但仍有一些因素影响康复的效果。

1.聋儿自身状况

聋儿自身状况是影响聋儿康复训练效果的极其重要的因素即内因。这是因为:聋儿具有良好的自身状况,在教师责任性强及科学的方法被运用的前提下,聋儿训练的效果会好。否则,若聋儿自身的条件很差,那么其他外因条件再优越,其效果恐怕也不会有多理想,这是辩证法思想。

那么,聋儿的自身状况包括的因素有:

(1)致聋时间

聋儿致聋的早晚,对于其康复训练效果的影响是相当大的。致聋时间从语言角度看有语言形成前与语言形成后之分。

语言获得前的聋,包括全部的先天性聋及一部分在后天性聋。这些聋儿在致聋前,都尚未形成语言,因而没有语言的体会和经验。虽然最初能发出声来,但由于不能形成听觉反馈,因而不能有效地调节自己的发音,一方面造成发出声音怪而尖;另一方面,由于发音的惰性,发音器官的功能会因长期而不用而退化,萎缩,声音逐步内化。这样即使为他们通过选配了助听器,接受康复训练也极为困难。而语言获得后的聋,由于在聋发生之前有了一定的语言经验和语言实践,这样,他们讲话的主动性就强,在接受训练时,比较容易配合,容易提高效果。

(2)聋的程度

聋的程度有轻有重。轻度的聋，在佩戴适当的助听器后，能够感知到声音，形成听觉反馈。这就有利于他们在感知教师发音之后进行模仿，很容易接受发音、说话训练。而对于重度的聋，尤其是当听力丧失在90dB以上，尤其是在110dB以上，残存听力越来越差，即使在佩戴助听器之后，也难以感知到声音，难以形成听觉反馈。这样发音说话训练就难以进行，当然训练效果相对来说比较差。

(3)接受康复训练的早晚

有的家长一旦发现孩子有听觉问题时，一方面马上进行诊断治疗，另一方面，为其选配合适的助听器，不失时机地在语言发展关键之内，进行语言的康复训练，可以收到很好的效果。

而有的家长，忽视对孩子听觉问题的关注，至觉察到后仍不当一回事儿，直到10多岁时才想起来往聋校送或虽然开始关注到孩子的听力问题，但一味地痴迷于医学治疗，直到实在是没有办法才想到教育，这时候他们语言发展的关键期已错过，语言康复训练的效果是很不理想的。

2.教师因素

在影响聋儿康复训练效果的各种因素中，教师虽是一个外在因素，但很重要。教师的责任心、事业心及态度等，会极大地影响康复训练的效果。因此对康复语训教师的要求要比对一般的教师高得多，不仅要有对聋儿的爱心，还要有对聋儿康复工作强烈的责任心、事业心；不仅要具备一般的文化科学知识，还应当具备相当深厚的专业知识和探索精神。

聋儿听力语言康复训练教师应具备哪些素质：

(1)聋儿语训教师应具备的素质

①要深刻地认识到聋儿康复工作的重要性，树立长期从事这项工作的决心，有为这项工作献身的精神。

②对聋儿要有爱心，热爱聋儿康复事业，要有强烈的责任感和事业心。

③具备多学科的知识。对语言学、心理学、听力学、电声学、幼儿教育学等知识有一定的了解，并能灵活地运用到教学和训练当中。

④具有一定的社会活动能力，广泛宣传聋儿语训的必要性和可行性，依靠社会各方面力量的大力支持，逐步改变聋儿语训工作的现状。

(2)听力语言康复训练教师应掌握的特殊技能

①发音清晰准确，会看并且能讲解汉语发音解剖图。

②科学地安排教学内容，制定好教学计划并注意总结教学经验。

③对于每一位聋儿的智力、听力及语言等方面情况给予合理的评价，并针对每一位聋儿特点制定并实施个别化教育方案。

④熟悉和掌握常用的听力检测方法，会分析听力曲线图。

⑤熟悉并熟练调试、使用和保养聋儿使用的助听器及其他康复训练仪器。

⑥熟悉耳模的制作和使用。

3. 康复训练方法、手段的科学性和合理性。

## 第二节　聋儿听力语言康复的发展状况

### 一、世界聋儿听力语言康复的发展

(一)发展简史

世界范围内，聋儿听力语言康复的发展经历了手语、口语和全面交流三个时期。

1. 手语法阶段

17世纪的美国达尔加农是最早提出聋儿早期康复这一概念的。他认为可以训练母亲用手指语教一岁半的聋儿，通过读书、写字过渡到书面语言。虽然这仅是一个构想，但这种用手指语教聋儿的思想还是被接受了，在当时产生了很大的反响。

2. 口语法阶段

1852年美国的巴特莱特在纽约成立家庭学校，招收聋儿同他们听力正常的兄弟姐妹共同学习，让聋儿在自然交往、日常生活和游戏中学习语言。这是世界上最早的聋儿语言康复训练机构，也是典型的早期口语训练和最早的随班就读形式。

3. 全面交流法阶段

20世纪60年代以来，欧美及日本等国家的聋儿康复工作者在康复实践中发现：口语法无法适应每一个聋儿早期语言发展的需要，难以提高他们的学习能力和语言能力，便采用了新的方法即全面交流法：除了听和说之外，还利用手势语与手指语作为语言沟通的辅助方法，同时还包括表情、动作、姿势、绘画、写字等多种沟通方式对聋儿进行语言康复训练。到了20世纪80年代，这种综合训练法得到了广泛的推广。

(二)世界聋儿听力语言康复的发展趋势

1.早期干预

早期干预就是对特殊儿童做到早发现,早补偿,早实施康复训练和教育。早在上世纪60年代,早期干预就在发达国家得到了普及,并且出现服务对象年龄愈来愈低的趋势。如美国在上世纪70年代百余所机构开始实施婴儿干预计划;英国教育法中规定聋儿教育应从两周岁开始;日本聋校大多设有幼教部。这表明世界聋儿听力语言康复训练突出了“早”。

为尽早对聋儿听力语言发展创设良好条件,上述国家采取的措施主要有:

(1)通过法律保证特殊儿童早期干预的顺利进行

以美国为例,在1975年颁布的《向所有残疾儿童提供教育法案》即$PL_{94-142}$,就对特殊儿童早期发现、早期教育安置做出具体的规定:父母发现孩子异常须30日内向当地特殊教育行政部门报告;当地特殊教育须在30日内安排父母带孩子接受相关的检测和诊断,在确定问题后30日内早期干预机构的有关人员须会同特殊儿童家长共同商讨聋儿早期干预的安置、教育和训练等问题。

(2)加强早期教育的研究

实际上,做到对聋儿的早期发现很难。因为早期他们和正常儿童一样机敏,他们的听觉缺陷很容易被掩饰。这样,不仅家长发现不了,甚至专业人员也很难发现。这就影响到了进一步的早期补偿和早期康复训练。为此,世界各国也都加强了对聋儿早期发现的研究,并提出“与家长合作的早期发现”:一方面专家指导家长采取正确行动尽早发现孩子听力的问题;另一方面医学界要研究如何借助简单的仪器检测能迅速发现聋儿。

(3)制订早期干预方案

早期干预方案是针对早期发现的聋儿并根据其特点、缺陷的种类和程度等,干预机构设计早期教育的环境、条件和方式,确定早期教育的阶段,制定早期教育的内容、方法。早期干预的方案一方面能使孩子在干预机构真正获益;另一方面要体现和鼓励家长对孩子通过自然途径和血缘关系达到影响和教育,配合早期干预机构,共同努力使孩子在适宜的环境中得到全面和谐的、最大限度的发展。

2.一体化融合教育趋势

一体化融合教育包括回归主流的一体化融合教育和全纳性融合教育。

(1)回归主流的一体化融合教育

20世纪60～70年代在美国特殊教育界兴起一场特殊儿童回归主流的运动,并蔓延到世界各地。

回归主流运动集中体现在对特殊儿童的教育安置,要求根据特殊儿童的残疾种类、程度,尽可能地同正常儿童安排在一起接受教育。这打破了传统的特殊儿童的隔离式教育,将特殊需要的儿童统合进了普通教育机构,实现了特殊教育与普通教育的融合,具有历史的进步性。这给特殊儿童提供了正常的教育环境,有利于他们与正常儿童的交往,同时也有利于他们心理的发展。

回归主流运动必然会影响到聋儿的早期康复训练,为聋儿语言康复训练、健康发展提供了有利条件。在安置上,要根据聋儿听力丧失的程度和语言发展的具体情况,予以最佳的安置,最大限度地使他们同正常儿童在一起接触、交往;聋儿回归主流环境中的教师,要学习和积累特殊教育、聋儿语言康复训练方面的知识,尽力帮助聋儿进行看话和语言训练,给他们提供更多的语言实践的环境和语言交流的机会,使他们的语言能最大限度地得到发展;要争取教育行政上的支持,因为聋儿的语言训练需要经费、设备等,回归主流的机构本身是无能为力的,需要相关部门的帮助和支持。

(2)全纳性融合教育

回归主流的一体化教育比过去的隔离教育却是有了很大的进步。但在这种教育状态下,特殊教育和普通教育的双轨制仍然存在,那些儿童仍然被视为特殊儿童,回归主流学校未发生根本性的改变以适应儿童们日益扩大的差异。相反回归主流的一体化教育仅仅是通过增补的办法,将特殊教育机构的好师资、装备和实践通盘移植到普通教育机构,试图希望通过这种"额外"的支持使特殊需要儿童最终能够适应普通机构和主流社会。鉴于此,在1993年,联合国教科文组织在我国哈尔滨召开"亚太地区有特殊需要儿童、青少年教育对策、规划和组织研讨会",通过了《哈尔滨宣言》,首次正式提出全纳教育的概念。1994年联合国教科文组织在西班牙萨拉曼卡召开全世界特殊教育会议,通过了《萨拉曼卡宣言》,再一次提出全纳性教育的问题,以"特殊需要儿童"的概念取代过去常用的"残疾儿童"、"特殊儿童"等概念,要求人们要从教育的角度而不是医学角度去考虑制定教育计划。过去的特殊教育是为一部分残疾儿童提供教育,如今的特殊需要儿童教育是为每一个有特殊需要的儿童提供恰当的教育。

全纳教育是一场根本性的学校变革，其目标是确保所有的儿童都能够接受学校所提供的所有的教育和参与的机会。其核心价值在于促进全体儿童的全面参与，这一价值同平等、公平、尊重差异以及为孩子们创造一个可持续发展的未来社会等理念紧密相关。要促进全面参与，意味着要减少各种形式的"排斥"。这种"排斥"不仅仅是被理解为"将特殊需要的儿童排斥在主流环境之外"，实际上，一切有碍于全面参与的暂时的或更长远的持续的阻力都构成排斥，这体现在文化、课程和社区等诸方面。因此，融合教育不仅仅致力于将特殊需要的儿童接纳到主流社会或者普通学校来，而是应着眼于最大限度地扫清所有儿童全面参与的各种阻力，普通学校必须在教育和服务体系、重建学校系统、重组教学资源、改善教学策略等方面予以积极的、主动的回应。

全纳融合教育有以下特征：

一是要求在普通学校普通班的所有学生，不论是否有残疾，不论残疾程度如何，必须在普通班内接受所有的教育；教育要满足所有学生的需要并根据学生的特殊需要提供服务。

二是要求教师和其他人员组成特殊需要儿童的工作小组，为有特殊需要的儿童提供高质量的帮助。

三是全纳教育的课堂教学由一般课程和个别教育计划构成。课堂教学主要以小组学习方式进行，保证每个儿童都有同样的参与机会。全纳性学校还有一个重要的任务就是为正常的学前班和日托班中有特殊需要的婴幼儿提供早期干预。

3. 整合教育趋势

20 世纪 80 年代后期，关于儿童学习和教育理论的研究进入到整合观的新阶段。陈旧的单纯训练的特殊教育观念和方式，无法适应新形势的需要，于是在整合理论指导下的聋儿康复训练脱颖而出。

对整合教育观念产生重大影响的是"多元智能"理论。传统的智力理论侧重于人的语言和数理逻辑能力。美国哈佛大学心理学教授加德纳指出人类具有多元智能的概念。加德纳认为：智能是人类在解决难题和创造产品过程中表现出来的并为一种或多种文化环境所珍视的行为。多元智能包括语言智能、音乐智能、数理逻辑智能、空间智能、身体运动智能、人际交往智能、内省智能、自然观察智能等，每个人具有多元智能。

多元智能理论可以帮助我们从整合的角度看待聋儿的教育、训练和康复。从这个角度来看,聋儿的语言康复训练是一个动态的整合过程。聋儿的语言发展是与其他方面的发展相互融合、互为基础的渐进过程。在教学过程中,整合观念要求聋儿语训教师应根据聋儿特殊需要和全面发展的要求,整合学习内容,在进行听力语言训练时,要为聋儿提供认知、社会性、情感道德、个性以及艺术表现等方面的学习内容和表现机会,尽可能使聋儿的语言学习与全面发展有机地融合在一起。在教学方法上,整合的教育观念要求聋儿语训教师应采取全面交流法,以口语为主,以手势语、手指语、体态语等作为帮助理解、沟通的辅助方式。鼓励聋儿在掌握一套完整的语言符号方法之前,大胆采用各种符号进行交往和学习。

## 二、我国聋儿听力语言康复发展的概况

(一)我国聋儿听力语言康复发展简史

聋儿听力语言康复是一项崭新的事业,如果以 1983 年邓元诚教授在国内建立我国第一个聋儿康复机构为标志的话,这项事业至今仅有 25 年的历史。如果以 1988 年以政府行为提出聋儿康复工作为标志的话,至今仅有 20 年历史。尽管我国这项事业同发达国家相比起步晚,但在党和政府的高度重视和大力支持下,发展迅速。

1.我国聋儿听力语言康复事业发展的基础

我国聋儿听力语言康复事业是在我国聋教育即学龄期聋儿教育的基础上发展起来的。它发展过程中的经验和教训都可以为聋儿听力语言康复事业的发展所借鉴。

聋教育在我国至今有 120 年的历史。在 1887 年美国基督教长老会传教士查理·梅尔斯和安妮塔·梅尔斯夫妇在山东登州(今之蓬莱市)创办我国第一所聋校,名为“启喑学馆”。由于当时我国没有自己的聋人手语,梅尔斯夫妇将美国手指语引入我国,还编写了我国第一本聋校教材《启喑初阶》。1898 年学校迁至烟台,改名为“烟台启喑学校”。

1916 年著名实业家和教育家张謇在江苏南通创办我国第一所中国人自己的聋校——南通盲哑学校。

1927 年国民党政府在南京创办我国第一所国办聋校,起名为“南京市盲哑学校”。1932 年该校在小学部的基础上逐渐增设了中学部、职业部、高中师

范部,后又增设幼稚部。幼稚部的建立说明当时已开始出现了聋儿学前教育的思想。

1934年,吴燕生在张学良将军的支持下,在北京建立市立聋哑学校。他曾一度到日本学习聋教育,后又撰写并自费出版了《聋教育常识》。书中分析了耳聋的原因、聋与哑的关系等,比较全面地介绍了聋教育的方法如口语教学法(依靠视觉、触觉,利用模仿语言来训练发音器官,诱导语言呼吸和自然发音等)、听话法(利用残存听力教授语言)等,这些至今都有启示和借鉴意义。

从1887年至1949年中华人民共和国成立,我国聋教育发展十分缓慢。全国特教学校仅有42所,在校各类残疾儿童2380人,教职员工360人。

中华人民共和国成立以后,政府将聋教育纳入到国民教育体系之中。政府颁布了一系列文件,在中央教育部又成立了盲聋哑教育处,加强了对聋教育的领导,这些保证了聋教育的快速发展。1956年中央教育部在全国聋校推行口语教学改革。1957年颁布我国第一个聋哑学校口语教学班教学计划,学制十年。在1958～1959年之间,在上海、天津、沈阳等地出现了聋哑幼儿园,聋儿学前班。

1966～1976年,我国教育、聋教育乃至聋儿听力语言康复事业都受到了严重的摧残。

"文革"结束后,尤其是党的十一届三中全会以后,教育事业得到了新生,聋教育和聋儿听力语言康复事业也遇到了前所未有的发展机遇。

2.医教结合是探索聋儿听力语言康复的科学途径

在20世纪50年代,我国聋儿听力语言康复的教育工作者,探索出了与医学界密切合作的聋儿听力语言康复的科学途径。

1955年,《健康报》详细报道沈阳铁西区中医针灸门诊部吴之声、张知学自1951年起对聋人实施针灸治疗500余例,取得80%以上有效率的事迹。鉴于内耳生理病理学结论:内耳耳蜗听毛和听神经的损坏是不可逆的。为了验证针灸治疗的真实性,北京市耳鼻喉科医院刘瑞华教授、邓元诚教授、刘玉秀医生、北京市第一聋校李宏泰和葛德明老师等进行验证性试验:一方面以北京市第一聋校52名学生为对象开展针灸试验治疗以验证两位针灸医生的结论;另一方面,从北京市第一、二聋校选出22名残存听力较好的学生,实施电声放大的听力语言训练。研究结果发表在1959年《中华耳鼻喉科杂志》建国十周年专辑上,结论为:"针灸不可能治愈内耳永久性损害","聋儿中80%以上有残存听力,听觉训练是聋儿唯一听声说话的科学途径。”可以说这是我国首次医学工作者同教育工作者密切合作的典范。

之后,尤其是在20世纪80年代以后,在聋儿听力语言康复途径的探索上,又出现医教结合的大好局面。比如聋儿助听器的佩戴、耳蜗移植手术的实施等,大大改善了聋儿的听功能,更有利于提高他们听力语言康复训练的效果。

但是,由于我国长期以来处于封闭状态,时至今日,仍然有很多家长不了解国外先进的听力学、康复学等方面的知识,不了解或不相信聋儿的听力语言康复,或认为“十聋九哑”是天经地义,或盲目地期盼对孩子的医学治疗,因此,广泛地普及聋儿听力语言康复知识是迫在眉睫的。进一步加强医教结合,共同探索聋儿听力语言康复的有效途径也是今后必不可少的。

3.我国聋儿听力语言康复事业发展的开端

20世纪80年代,发达国家聋儿听力语言康复的理念开始引入我国。1983年,我国听力学家邓元诚教授考察南斯拉夫和意大利聋儿康复机构之后,在我国北京市孙河医院创立我国第一个聋儿康复机构——中华聋儿语言听力康复中心。

1983年,高成华教授在白求恩医科大学创立听力门诊,并租用民房开展聋儿听力语言康复工作。之后,广州聋校特级教师简栋梁、上海建工医院儿科主任黄燮康等也都相继在自己的岗位上开展了聋儿听力语言康复工作。作为聋儿的家长,万选蓉在成功地对自己的孩子进行了听力语言康复训练之后,也创办起了中国聋儿康复研究中心。聋儿听力语言康复工作在全国雨后春笋般地发展了起来。

1987年,全国开展了第一次残疾人抽样调查,统计结果表明:我国残疾人5164万,其中0~6岁聋儿74万,其中70%的听力丧失在70dB以下,具有较好的听力语言康复的条件。这些惊人的数字引起了社会各界尤其是国家和政府的高度重视,为了适应残疾人事业发展的需要,1988年3月中国残疾人联合会在北京成立。1988年8月由中国残疾人联合会、卫生部和民政部等有关部门成立全国三项康复办公室,在全国开展聋儿听力语言康复工作。

1988年以来,国家颁布《我国残疾人三项康复工作1988~1992年工作纲要》、《全国残疾人三项康复工作实施方案》、《全国聋儿听力语言训练工作实施方案》等一系列文件,明确指出:在5年的时间内,完成5万聋儿听力语言康复的训练工作，特别强调4岁以下聋儿的早期康复训练，要求10%以上接受过康复训练的聋儿进入普通学校学习。国家在行政、经费等方面保证了这项事业在全国范围内的开展。从此，中国的聋儿听力语言康复事业完全正式纳入国家计划，走上了健康的发展道路。

（二）我国聋儿听力语言康复事业发展现状

1.取得的成绩

根据中国聋儿康复研究中心2003年编制的《中国聋儿康复事业》画册和北京同仁医院儿童听力语言康复中心2004年全国"爱耳日"宣传材料介绍，十多年来我国聋儿听力语言康复事业的发展有如下成绩：

（1）在全国范围内建立了聋儿听力语言康复工作体系

1988年中华聋儿语言听力康复中心更名为中国聋儿康复研究中心，隶属于中国残疾人联合会。中国聋儿康复研究中心的工作内涵是由单一的聋儿听力语言康复训练转变为集医学、教育、科研为一体的国家级康复单位，并兼有对全国聋儿康复工作发挥示范、培训、组织及指导功能。此后各省聋儿康复机构纷纷建立，兼医学、教育训练、科研为一体。目前在全国范围内已建立并形成了以中国聋儿康复研究中心为全国技术资源中心，以各省、市和自治区的聋儿康复中心为技术指导，以600多个地市级聋儿语训部为骨干，以1000多个遍布城镇街道、乡村的语训班为基础，以家庭社区为依托较为完善的中国聋儿康复工作体系。

（2）初步摸索出推行社区家庭康复的方法

为解决我国聋儿基数大与康复机构训练能力不足之间的矛盾，初步探索出了全面推行社区家庭康复的方法：各省聋儿康复机构挖掘和整合社会资源、全面推行社区家庭康复，开办家庭学校。至今，全国已建立聋儿家长学校100余所，累计培养家长13700多名，家长在聋儿康复过程中发挥出了极其重要的作用。

（3）专业人员队伍建设已纳入国家正规化国民教育体系

聋儿康复事业的发展急需大批专业技术人员。为解决专业技术人员匮乏的现实问题，我们坚持多渠道、多层次的办学与培训，将专业技术人员队伍的建设纳入国家正规化教育体系之中。目前已初步设立了以"听力语言康复"为学习和研究方向的系列专业课程，正在逐步形成一整套规范的包括专科、本科、研究生层次的人才培养机制。这为聋儿康复事业的发展，奠定了人才基础。

(4)全国“爱耳日”的确立

为提高全民爱耳和防聋意识,减少耳聋的出现,1998 年由部分全国政协委员提议,全国政协第九届会议提案,由中国残疾人联合会、国家卫生部、民政部等十部委共同确立:从 2000 年起,每年的 3 月 3 日为全国“爱耳日”。至今全国性“爱耳日”宣传活动共举办八次,每次宣传的主题不同,都有所侧重。

(5)国家将新生儿听力筛查列入新生儿疾病筛查项目,早期干预得到切实的贯彻

在中国残疾人事业“九五”计划中的聋儿“九五”实施方案中,第一次将聋儿“早期干预”以正式文件出现,并提出要“在全国范围内开展新生儿听力测试工作,各省聋儿康复中心和语训部配备专用测听设备,对筛查出的聋儿建档设卡,采取早期康复措施,确保康复”(中国残疾人事业“九五”计划纲要与配套实施方案,1996)。为落实这一任务,全国以北京、上海、天津、辽宁、吉林、黑龙江、山东、贵州、云南和陕西十省市为试点进行试行。

在聋儿康复“十五”实施方案中,提出要“在全国广泛开展聋儿早期干预与家庭康复训练,要求各省卫生、教育、妇联、民政、残联等部门协调,联合发文。新生儿的听力筛查列入新生儿疾病筛查项目。筛查结果及时报卫生行政部门及残疾人康复工作办公室,组织康复人员对聋儿采取早期干预措施。(中国残疾人事业“九五”计划纲要,2001)

2003 年 7 月北京市正式颁布新生儿听力筛查的文件,同年 9 月正式启动这一项目:全面开展对 0～6 岁儿童进行听力筛查。新生儿听力筛查是通过耳声发射、脑干诱发电反应和声导抗等电声学原理和技术,在新生儿出生后自然睡眠或安静状态下进行客观、快捷和无创伤的检测,一般地 5～10 分钟即可完成。具体地:在新生儿出生 48 小时之后进行初次听力筛查;未通过者在出生 42 天左右进行听力复查;又未通过者在出生 3 个月左右进行听力门诊性检查,听力门诊性检查结果应转至“北京市儿童听力门诊定点医疗机构”,经专家审查评定。

(6)学术团体的建立

1992 年成立的中国残疾人听力语言康复专业委员会是密切联系和团结全国听力语言康复方面的专家、学者的学术团体。该团体组织召开全国学术性会议数次,累计审定、编撰论文 1600 余篇,及时介绍了听力语言康复领域的

新理论和新技术，全面促进了我国听力语言康复学科的建设和发展。

(7)专业杂志的出版

2003年，国家级听力语言康复专业杂志——《中国听力语言康复科学杂志》创刊。这将进一步促进我国听力语言康复学科的建设和发展。

(8)康复的效果

截止到“十五”末，我国已基本形成了以聋儿康复中心为指导、语训部为骨干、语训班为基础、社区家庭训练为依托的中国聋儿康复工作体系，全国已建立各级聋儿听力语言训练机构1764所，共有专业技术人员6000多名，累计约26万名中重度听力障碍儿童接受了专业听力补偿或重建，通过语言康复训练，这些孩子走出了无声世界，能开口讲话，有27.1%的聋儿经过康复训练后进入普通学校进行随班就读学习，具备了年训练2.2万名聋儿的能力。我国聋儿听力——语言康复工作成绩斐然，创造了令世界瞩目的社会效益。

2.存在的不足

由于聋儿的听力语言康复事业在我国起步较晚，因此，尽管进展快，成绩显著，但还存在着这样或那样的不足。具体表现为：

从专业技术人员队伍的建设上看，明显滞后。总体数量少；整体素质低(学历和职称水平不高，较高级别的专业人才严重缺乏)。

从对聋儿听力语言康复训练的理念上看，大多教师存在偏重聋儿的能听会说，忽略他们的全面发展。

从意识上对语言矫治技术在聋儿康复中的作用认识不足。聋儿的听力语言康复主要是医学康复和教育康复。医学康复是教育康复的前提和基础，它包括听觉康复和语言矫治。目前人们对听力语言康复比较了解，十分重视，而对语言矫治确知之甚少，有的仅仅是以正音形式在教育康复中体现。实际上，聋儿发音中存在的很多问题诸如呼吸控制的失调、语音异常、构音异常等，都必须依赖于语言矫治才能得到有效的解决。在发达的国家，语言矫治师是必不可少的康复工作人员。在我国语言矫治师很少，人们也没有意识到该工作在聋儿康复中的重要作用。这在一定程度上影响了聋儿康复训练的效果。

为聋儿创设的与健全儿童交往的环境不够广泛和真实等。

(三)我国聋儿听力语言康复事业的发展趋势

1.早期干预的趋势

早期干预是针对残疾儿童提出的康复措施。早期干预是指早发现、早期矫治、早期教育。也可以解释为早发现、早期诊断、早期训练。

对新生儿的听力筛查列为新生儿疾病筛查项目在全国陆续展开。有条件的地区已经全面开展了对 0～6 岁儿童的听力筛查。

聋儿的康复训练实际上可以从 0 岁开始。但由于我国聋儿基数大(7 岁以下聋儿约 80 万),现有的听力康复能力远远不能满足众多聋儿康复的需要。这就决定了大力发展社区康复和家庭康复的必要性和现实性。现在重要的问题是如何帮助社区和聋儿家长了解“教什么”和“如何教”。这就需要一个全方位的、系统的早期干预的支持保障体系的建立和完善,这也是今后聋儿康复发展的方向和目标。

2.师资和专业技术人员队伍发展和提高的趋势

聋儿康复事业的进一步发展,急需大批专业技术人员的培养和素质的提高。有关部门正在采取有效措施努力解决专业技术人员数量少和素质低的问题。

3.语言矫治逐步纳入到聋儿语言康复工作中的趋势

聋儿的康复需要教育康复和医学康复的共同参与,而听觉康复和语言矫治是医学康复的两个重要组成部分,缺少任何一个环节都无法实现聋儿“听得清楚,说得明白”的康复目的。目前由于各种原因,语言矫治在聋儿听力语言康复训练过程中的作用远远没有充分发挥出来,甚至语言矫治尚未系统地开展,仅仅是体现在教育康复的正音过程中,这也是制约聋儿康复训练质量的原因之一。

聋儿康复的进一步发展,必须需要医学康复的介入。在诊断的基础上进行听力补偿(佩戴合适的助听器)或听力重建(人工耳蜗的植入),这时聋儿仍然存在听力语言功能上的障碍,还得需要语言病理学家和听力学家依据语言病理学和听力学的临床诊断结果开具聋儿听力康复和语言矫治的处方,结合教育康复有效地改善和提高聋儿的听觉功能和语言能力。

# 第五章　医学康复

医学康复是聋儿听力——语言康复的一个方面。它主要是指聋儿对助听设备的借助及人工耳蜗的植入,达到听力的改善和补偿。

## 第一节　助听器

在诊断的基础上聋儿配戴经听力学专业人员验配的助听器有助于其听力补偿最大程度的实现。

### 一、助听器及其作用

对聋儿进行听觉训练就是为了改善和提高其听能。在此过程中,为聋儿佩戴助听器并非可有可无,它能够真正提高听觉训练以及其他康复训练的效果,其作用相当重要。那么究竟什么是助听器呢?

简而言之,助听器就是一个小型扩音机,其作用就在于将声音放大,通过它可使聋儿听到以往所听不到或听不清的声音,以保证他们残存听力最大限度的利用和听觉训练取得更好的效果。

以往认为,只有传音性耳聋患者才适合使用助听器,现在看来,药物等因素所致的感音性耳聋患者佩戴适宜助听器后也能够收到较好的效果。以往认为,残存听力较好者佩戴助听器才能有好的效果,现在看来,无论耳聋程度多重,佩戴助听器之后,都可以在将声音放大之后而不同程度地被他们感知到。所以,如果条件允许,家长为聋儿选配适宜助听器,至少来说无害处,而且对于提高和改善听能以及对于有声语言的形成，都有着不同程度的作用。

## 二、现代电助听器的发展历史

电助听器发明之前，耳聋患者只能借助一些机械装置来改善听力，如手掌集音、动物角或贝壳等，这大概就是最原始意义上的助听器了。

现代电助听器经历了碳粒、真空管、晶体管三个时代。

(一)碳助听器

1876 年贝尔发明电话以后，把电话机用的“碳传声器”作为助听器的传声器，于是就出现了现代助听器，首台碳助听器的发明时间可能在 1895～1898 年之间。这类助听器对轻度、中度耳聋患者均有帮助。

碳助听器没有放大器，产生的声增益有限，而且性能多变，在潮湿、有灰尘的环境中性能大大降低，使用者身体抖动时话筒也容易失灵，但这种助听器很便宜，在 20 世纪 30 年代前使用得很广泛。

(二)真空管助听器

真空管又叫电子管，于 1906 年问世，1912 年第一个真空管助听器问世，10 年后又有了 5 极真空管(由一板、阴极和三个栅极组成)助听器，性能趋于稳定，寿命相对延长，声音可以获得理想性放大。在 20 世纪 30 年代中期首次出现了实用的、大众化的真空管助听器。

早期的真空管助听器有两部分组成，一是话筒放大器部分，另一是电池盒。这种双部式真空管助听器虽比碳助听器大并且重，但增益效果好。微型真空管发明后，双部式真空管助听器就改变为单部式助听器了。

(三)晶体管助听器

1947 年发明了晶体管，5 年后出现了晶体管助听器，1～2 年内真空管助听器全部被淘汰。与真空管助听器相比，晶体管助听器体积更小，性能更稳定，不需要预热期，用一个电池即可工作。

现在的体佩式助听器比老式的真空管助听器小得多，晶体管的使用使其他类型(耳背式、眼镜式等)助听器的出现成为可能。

1954 年眼镜式助听器问世，紧接着加上电池的微型化，又出现了耳背式助听器(也叫耳后式、耳挂式助听器)，这类助听器产生的声能已能满足几乎所有的各种不同程度的听力损失者的需要。

(四)集成电路助听器

20世纪50年代后期出现耳内式助听器，这类助听器更小，可放在耳甲腔内；小型化程度的提高使得可置于耳道内的耳道式助听器很快就出现。实际上，耳道式助听器的产生应当归功于电路的集成化，集成电路使助听器放大器中所有的部件很精制地做在一块硅板上，这种技术使得助听器进入微型化时代。

当今助听器的发展方向是更加微型化和数字化。这样的助听器更便利，能有效地消弱噪音，无失真，能有效地调整声音以适应环境；麦克风是全方位地接受声音信号，避免了普通助听器只有一个方向的麦克风给聋人带来的诸多不利。

## 三、现代助听器的结构、类型和主要性能指标

(一)现代助听器的结构及工作原理

尽管目前助听器类型、型号繁多，但其基本结构都是一样的，助听器主要是由话筒、放大器以及受话器组成。

1.话筒即麦克风或传声器(Microphone)。其作用是收集声波并将之转化为电脉冲。最初是电磁式话筒，低频效果差，音色也不太理想。现在很多助听器话筒已改用性能良好的驻极体材料。其生产工艺简单，体积小，性能、效果也好，很受欢迎。

2.放大器(Amplifier)：是由晶体管电路或集成电路组成的音频放大器。现在大多数是集成电路，有20～30个电子元件。其作用在于将话筒收集并转化成的电脉冲给予放大，其放大的范围在语言频率范围内为80～1200HZ。这种放大器需要的电压低，而增益高，频带亮，失真小，工作电流小，体积也很小。

3.接受器即耳机(Receier)。是助听器上很重要的电声器件。它是将电信号还原回声信号的换能器。与话筒的换能方式恰好相反。有骨导和气导两种。气导耳机是通过空气将声波送入鼓膜，然后进入中耳、内耳，形成听觉；骨导耳机不是通过空气振动而传声，而是通过耳机的振动，将振动传给人的颅骨或乳突骨，由颅骨或乳突骨将振动传至内耳形成听觉，有些体佩式的和眼镜式的助听器就是这样的。无论是气导式耳机还是骨导式耳机，均以电磁式的居多。

除上述之外，助听器还有电池、各种调节装置和开关等附件。

助听器的功能是增加声能强度并尽可能不失真地传入耳内。因为声能不能直接放大，故必须将声能信号转化成电信号，放大后再转换成声能。

助听器工作原理(如图 5－1－1)：

输入极　　　　　输出极

声音→　传声器　→　放大器　→　耳机　→入耳

(声能—电脉冲)　放大电脉冲信号　(电脉冲→声能)

**图 5－1－1　助听器工作原理**

传声器将接收到的声信号在传声器的输入极转换成电信号，这时候电信号很微弱，经过放大器放大后，成为较强的电信号，在放大器的输出极转换为较强的声信号，经过耳机传入人耳。这时的声信号比进入传声器的声信号强了很多，因而聋儿听到声音就不太困难了。

(二)现代助听器的类型

助听器类型的变化，在一定程度上讲，也是科学技术发展的历史。尤其是在近几十年，由于科学技术呈加速度发展，因而在助听器的类型、性能等各个方面，其发展也是突飞猛进的。

现代助听器根据其体积、功能及适用范围又分为两大类：一是集体助听器，二是个体佩戴式助听器。

1. 集体式助听器

这类助听器由一个或多个传声器，连同一个放大器，再由几个耳机所组成的一套助听放大设备，多用于聋校的集体教学、野外教学、会场、剧院等场合。

这种助听器又分为以下几种：

(1)固定式有线集体助听器

教师桌上安装一主机，连接若干个传声器，分别将放大的声音输送到聋儿的座位上，使每一个聋儿可通过自己的专用耳机来接收和放大声音。教师的主机可接联录音机、电视机、VCD、DVD 等其他教学辅助音响设备；教师可控制每一耳机的输出音量及音调调节旋钮；学生也可根据自己的需要调节音量和音调；学生除了有自己的耳机外，还有自己的传声器，除了听教师讲话外，还可以进行师生间、学生间互相对话，还可以听到自己的说话声，有利于口语教学以及通过听觉反馈模仿教师说话，调整和纠正自己的发音说话；每一个学生都能接收到较为理想的声音。

这种助听器的缺点在于完全靠“有线联系”,这样教师和聋儿在活动范围上受到了很大的限制。

为了克服此缺点,近十年来,新研制了一种集体助听器为调频式助听器,也称无线助听器。

(2)调频式助听器

教师自戴一台调频信号发射器(无线话筒),聋儿配戴接收器,接受器的频率必须同发射器的频率一致时方可接收到教师的说话。有的是一个发射器对一个接收器,有的是一个发射器对若干个接收器。聋儿佩戴的调频助听器既有接收调频信号的功能,又有单独作为助听器使用的功能,有频率、输出音量旋钮,聋儿可根据自己的需要自行调节音量。

由于是无线接收,教师、学生活动就比较自由,在一定范围内可以自由走动。

(3)闭路电磁感应集体助听器

这种助听器由调频接收放大器、安装在教室内的电磁感应线圈和个体助听器等部分构成。有人也称这种助听器为电磁感应调频线圈助听器。

借助预先安装在教室、影剧院、家庭、会场内的电磁感应线圈来接收录音机、收音机、电视机或教师的声音并转变成电磁波。通过调频接收放大器将电磁波的信号放大,聋儿可充分利用自己佩戴的助听器的“T”档来接收声音信号。这些声音由于通过电磁波输出,不受环境因素干扰,不受室内距离的限制,也不受人数的限制,只要聋儿自己的助听器处于“T”状态,并处于磁场范围内,就能收到清楚的声音。

2.个体助听器

我们平时所谈论的佩戴式助听器就是个体助听器。这种助听器体积小,外形美,配戴方便,又比较隐蔽,很容易为聋儿所接受。

(1)盒式助听器

盒式助听器属于躯干型或体佩型。这种助听器将传声器、放大器及电池组装在一个外形类似于袖珍收音机的小盒内,并将小盒放在衣服口袋里或特制的胸前的小袋内,由一根细导线连接耳塞和机身,将耳塞插入聋儿耳道内即可。此类助听器多用于气导,可使用于一耳或两耳。

优点:①助听器的耳塞与接收声音的话筒之间距离远,反馈声小,因而可以做成较大功率的,满足耳聋程度较重的聋儿使用。②开关及音量、音调调节旋钮体积大,使用方便,容易调节。③电池用5号型,容量大,使用时间长,比较经济。④盒式助听器本身造价低,使用和维修费用也低。

不足之处:①助听器机身放在衣袋里,会产生磨擦,这种磨擦所产生的杂音是聋儿所不需要的,它会影响聋儿对有用声音的辨别和理解。②盒式助听器机身贴近人体,而人体则相当于障板,这样,声波传到躯体,低频声波可以反馈到助听器的传声器,从而增加了助听器放大的声波的低频成份,低频成份过多会掩蔽高频成份的,使助听器的清晰度降低。③耳塞形状统一,塞耳不严实,易漏音,产生啸叫声。

(2)耳背式助听器:

耳背式助听器亦称为耳后型助听器。20世纪80～90年代使用比较普遍,随着耳内式、耳道式助听器的普及,耳背式助听器的使用日渐减少。

这种助听器将传声器、放大器、电池、受话器均装在一个很小的、类似香蕉形状的小弯盒内,小盒长约3～3.5cm,宽约1～1.8cm,厚约1cm,挂在使用者的耳后。受话器外口连接一个导声钩,导声钩再与一个小塑料管连接,其末端有一耳塞可直接插入耳道,只限于气导传声,一耳、两耳均可使用。

耳背式助听器的优点:①体积小,置于耳后,无导线,灵活方便。②此助听器置于耳后,不存在像盒式助听器那样会出现人体躯干对低频声波的反射,使用效果好。③其体积比耳内式助听器大,这样在设计过程中就能够采用一些复杂电路提高其性能,增加声增益,使用效果更佳。④失真小。

耳背式助听器的不足之处:①使用耳背式助听器应当专门配制一个与耳道及耳甲腔一致的耳模,而实际上没有,只是用一个导声管将助听器与耳塞连接起来,这样,耳塞与导声管使外耳道的共振峰值移至1000Hz附近,使聋儿听起来不习惯;耳塞形状统一,塞耳不严实,易漏音,产生啸叫声。②导声管与耳道及中耳的声阻抗不匹配,使高频增益减少,因而效果差,对语言辨别的正确率也很差。③使用时挂在耳后,然后将耳塞插入耳甲腔,这时候调节各旋纽,比较麻烦。

(3)耳内式助听器

这是近几年助听器微型化的最佳产品,体积小,外壳是按聋儿个体耳道及耳甲腔形状特制的,放大器是根据聋儿个体听力曲线设计的。助听器的全部部件,包括放大器、传声器、受话器及电池和开关等都放在这一个在小小的空心外壳之中。

优点:①使用时将助听器塞入耳内,这样很隐蔽,不易被发现。②没有导线,不用另外制作耳膜,它本身就是一个特制耳膜,通过整修工艺改变声孔长短和直径大小,可以提高和改善其声学效果。③若双耳各戴一个,双耳听觉的正常功能容易得到发挥。如耳部集音功能,头部绕射、对声源的定位等。这些功能的发挥,对于提高、改善听能都很有益。

不足之处是:①由于体积小,功率小,使得声增益和频率范围受到限制。②传声器与受话器距离近,易产生声音反馈,即啸叫现象。

(4)耳道式助听器

耳道式助听器是在耳内式助听器的基础上发展起来的微型化助听器,比耳内式助听器的体积更小。耳内式助听器置于耳道内,外人很难发现。耳道式助听器是按照每一个具体使用者不同的耳道口型状制做的。

优点:虽然体积小,但其保留了耳道共振的特性,共振峰值在2000Hz左右,接近正常的2700Hz,聋儿容易适应。目前,中功率、中大功率耳道式助听器业已问世,为聋儿提供了既美观又方便的使用。另外,耳道式助听器耳廓集音、头部绕射以及对声源定向的效果也比耳内式助听器好,其隐蔽性更为其他任何助听器所不及。

缺点:价格昂贵;若手指不灵活、手感不好的人调节起来不方便;由于它是根据每一个人耳道特定形状专门定做,因而不能通用。

(5)完全耳道式助听器

完全耳道式助听器是一种隐性化助听器,也是迄今为止最小的助听器。直接放在耳道内,无须导线、软管,十分隐蔽,轻便。外壳使用高强度抗过敏材料,体积几乎达到看不见的程度,其放大性能更接近正常人的生理特性。

(6)眼镜式助听器

将助听器所有元件都放在眼镜框的腿部,使之与眼镜合二为一的产品。最初由于当时技术上的原因,眼镜式助听器是单耳的,眼镜的一只柄脚内有话筒和部分放大器,导线镶嵌循镜框到对侧,另一部分放大器和接受器在另一柄脚内。后来由于技术的改进,可将所有的助听器元件置于眼镜的一只柄脚内,故而出现双耳助听器。这种助听器近年在国外日渐减少,国内也很少流行。

优点:①一物两用,既方便,又美观。若是骨导助听器,靠近颅骨,更方便。②话筒一般在眼镜弯柄末端,与耳塞距离远,可以减少反馈。③眼镜的一侧放耳塞,另一侧放传声话筒,这种交叉形式有较好的声学效果。双耳的,符合正常人的听觉生理特性,有助于对声音方位的辨别和确定。④这种助听器位于耳部,排除了低频反射对辨音的干扰和低频声音对高频声音的掩蔽。

缺点:①眼镜腿上装助听器,增加眼镜的重量,使鼻梁与耳廓的负担加重。②摘眼镜的同时不得不将助听器好摘下,这样使聋儿的听力又回到原来水平。③价格昂贵。

(三)助听器的性能和技术指标

1.频率范围和频响曲线。

人耳的听觉频率范围为20～20000Hz。而人们语音频率范围为80～12000Hz,其中最敏感的语音频率范围为1000～4000Hz。汉语语音频率在低频部分较多,62～500Hz占汉语语音的60%,500～1000Hz占35%,1000Hz以上仅占5%。汉语语音虽在高频(1000Hz以上)部分比例很小,但却影响语音清晰度的60%;中频仅仅影响清晰度的35%,而低频部分则只影响清晰度的5%。因此为了保证语音的输出的质量即清晰度,助听器的频率范围至少不得低于300～3000Hz,在此前提下频率范围当然越宽越好。优质助听器的频率范围可达70～7400Hz。

频响曲线即频率响应曲线。助听器输出增益的变化随输入信号频率变化的关系曲线,是通过测量助听器在每个频率上的增益量绘成的。根据频响曲线可以判断出助听器的频率范围。方法是:以500Hz、1000Hz、2000Hz三点声增益的平均值下降15dB,以此点画水平线与频响曲线有两个交点,这两交点之间的频率范围为该助听器的频率范围。

频响曲线可说明该助听器在不同频率时的放大功能。

2.声增益

助听器的放大能力用增益(GAIN)表示。即用声增益分贝(dB)表示。其准确定义是:助听器耳机输出的声压级与传声器输入的声压级的差值,如话筒处输入60dB,经放大后在耳机处输出是110dB,则声增益为110－60＝50dB。

最大声增益即输入为60dB(有时用50dB)时的声增益。

3.最大声输出

声输出即输入的声压级与相应的增益之和,亦即耳机输出声音的声压级。当输入声压级增加到一定程度时,从耳机输出的声压级不再增加,而是稳定在一个声压级水平上,这种现象叫饱和。这时候的声输出叫饱和声压级亦即最大声输出。

4.信噪比与等效输入噪音

信噪比定义为信号与噪音系统的声压之比,即:signal/noise 即:s/n,数值越大越好。

等效输入噪音即当没有语言信号时,噪音声压级与增益之差。如无信号时,噪音70dB,增益GAIN为50dB,等效输入噪音为70-50=20dB。

等效输入噪音值一般在30dB以下,当然越小越好。

5.失真度

通过助听器放大的声音与原声音的差异即失真。

助听器指标给出的失真度是指谐波失真。若小于5%,则基本上可以保证语言的逼真性。盒式助听器失真度应小于或等于10%,耳背式助听器的失真度应小于或等于5%。

6.动态范围

助听器的最大声输出与增益之间的差值。

7.静态电流

无信号输出时所消耗的电流(mA)。

## 四、如何为聋儿选配合适的助听器

为聋儿选配的助听器是否符合他们的特点,会影响他们康复的效果。为聋儿选配助听器必须应当适合他们各自的特点。那么,如何做呢?

(一)询问聋儿基本情况及对耳进行检查

询问聋儿基本情况就是要了解聋儿的年龄、致聋的时间和病因,询问聋儿病史、治疗、用药情况及家庭的上述情况。

由于助听器除了改善听力之外,更主要的是提高使用者的交往能力和生活质量,因此我们在选配助听器之前,还应了解患者交往和接受教育的需求,要求使用助听器的迫切程度等。

对聋儿的耳进行检查,它包括检查耳廓和外耳道是否畸形;是否有耵或其他分泌物;鼓膜的颜色及其是否有穿孔以及穿孔的部位,以判断是否有中耳炎及其程度。若存在上述情况应首先做处理或用药物进行治疗,愈后再决定是否需配戴助听器。

（二）听力检测

在选配助听器之前，还应对聋儿做定量的听力检测，据此可确定聋儿听力丧失程度以及是否配戴助听器及选择助听器的种类。

对于能够较好合作的聋儿，听力检测应当用主观测听法。

对于不能较好合作或年龄很小的聋儿，应当尽量用客观测听法或采用行为测听法。在运用行为测听法时，应当注意：1. 应避免聋儿由视觉、触觉、体觉引起的假的阳性反应。2. 反复测试几次，结论方可靠。3. 声音应新奇，在乘其不备的状态下发出，由第三者帮助观察聋儿探究反射情况，距第二次声音刺激向隔应适当长一些，若无休止发生，即使听见了，也会觉得索然无味，不予理睬。

随着医学技术的不断进步，几乎所有的传音性耳聋患者通过手术都可改善听力，因此，使用助听器的主要是感音神经性耳聋患者和一部分传音性耳聋患者。但我们提倡所有的耳聋患者都应佩戴助听器，尤其是对于12岁以下的聋儿，因为语言的发展、完善主要依靠听觉，非常有必要做到早发现，早诊断治疗，早配戴助听器。

（三）助听器类型的选择

根据上述方法，对聋儿做定量听力测试，以确定其听力丧失的程度，据此为聋儿选配助听器。听力丧失程度同选配助听器种类之间关系见表5-1-1。

**表5-1-1　听力丧失程度同是否选配助听器之间关系**

| 耳聋程度 | 正常听力 | 轻度 | 中度 | 重度 | 中重度 | 全聋 |
|---|---|---|---|---|---|---|
| 听力损失 dB | ＜30 | 30～40 | 40～55 | 55～70 | 70～90 | ＞90 |
| 助听器 | 不需要 | 临界 | 效果好 | 效果好 | 有效果 | 效果差 |

需要佩戴助听器的耳聋患者对助听器功率选择见表5-1-2。

**表5-1-2　助听器功率选择参考表**

| 听力损失 dB | 最大声输出 dB | 功率 | 助听器效果估测 |
|---|---|---|---|
| 轻度≤40 | ＜105 | 小 | 可用可不用 |
| 中度≤55 | 105-124 | 中 | 好 |

续

| | | | |
|---|---|---|---|
| 中重度≤70 | 125～134 | 中大 | 最好 |
| 重度≤90 | 135～138 | 大 | 好 |
| 极度＞90 | ＞138 | 特大 | 稍好或有帮助 |

(四)助听器配戴耳的选择

耳聋患者,有的是单侧,有的是双侧,有的是两耳一轻一重,那么,该如何配戴助听器?

1.耳聋是双侧的,程度接近,差距小于20dB,若只能选配一个,左、右耳可交替佩戴。若条件允许,尽可能采取双耳都配戴助听器,使用双耳助听器有以下优点:

(1)可使每侧助听器的增益值降低3～5dB,减轻啸叫声和失真;

(2)能降低背景噪音2～4dB,提高信噪比,使语言清晰度相对提高;

(3)能充分发挥双耳的立体定向作用,有助于分辨声源和声音定位;

(4)有更大的听音距离,单耳可听1米,双耳能听到4米远的声音;

(5)能使双耳保持听觉活力,避免"弱听";

(6)避免单耳助听器产生的疲劳和紧张感;

(7)双耳助听器有助于鉴别和理解每个人的声音;

(8)单耳听起来会觉得很刺耳,双耳对突然的声响不会觉得很刺耳;

(9)双耳听觉能给人一种更自然的享受社会生活的乐趣。

2.若双侧耳聋都在60dB以上,且程度不同,则应优先选配听觉较好的一侧。

3.若双侧耳聋都在60dB以下,且程度不同,则应优先选配听觉较差的一耳。

4.若双侧耳聋且差距较大,超过20dB,听力曲线图一平坦,一陡坡,则应优先选配听力曲线较为平坦的一侧。

5.对于语言形成后导致耳聋的年长的患者,可凭自己的感觉选择最佳耳选配。

6.若双耳听力图接近,但听觉区域不同,则应优先选择听觉区域动态范围较大的一侧。

(五)助听器性能选择与调试

在对助听器性能的选择和调试上。应注意:

1.助听器最大声增益的选择:可采用阈值的二分之一的标准,即如对听力丧失70dB的聋儿,所选择助听器的声增益可在35dB左右,但实际上,可加大5~10dB,即最大声增益应选择在40~45dB更为合适。

2.频率范围选择:助听器频率范围越宽效果越好,至少不低于300~3000Hz的范围。

3.最大声输出或饱和声压级的选择:此指标表明助听器最大声压级的输出,一般在90~130dB之间。在实际使用和调节时,输出声压级应当低于聋儿不适的响度级,以保护和充分利用残存听力。

4.信号噪音比的选择:至少保证在30dB,能达到40dB左右更为理想。否则噪音过大,语音信号会受到干扰。

5.失真度的选择:一般规定应小于10%,5%被视为高保真,能保证语音的逼真性。

6.助听器各项性能调节:

助听器音量、音调的调节,应当由医师当场在患者实际使用中调好。尤其是音量调节,其调节旋纽不应达到满档位置。否则会出现失真、震耳等情况,同时也不利于聋儿残存听力的利用和发挥。其原则是在保证聋儿能听清楚声音的前提下,音量越小越好。

## 五、配戴助听器的效果

聋儿佩戴助听器后,听到的声音并非与我们健全人听到的完全一致。再好的助听器,由于各种原因,也会不同程度地存在着某些问题。

失真是存在的问题之一。一般情况下,佩戴助听器的聋儿听自然界的声音相对来说容易一些,因为它的频率较为单一;听语音就困难一些,因为它是有较多的频率组成;尤其是大多数聋儿听力损失在高频,如果助听器在高频补偿效果不好,他们就听不到某些高频的声音;听乐音就更困难了,因为乐音是由更复杂的频率构成。由此看出,健全人听到的是乐音的声音,聋儿听到的可能是噪音;健全人听到的是清晰的声音,聋儿可能感到声音很混。听力学家认为,目前由于技术的原因,聋儿即使配戴最好的助听器,甚至是植入人工耳蜗,也不能很好地欣赏音乐。

噪音是存在的问题之二。外界声音是复杂的,健全人对复杂的声音有一种自然取舍的能力,即可以“过滤”掉对自己无意义的声音,保留对自己有意义的声音。聋儿带上助听器后,可能是所有的声音一起向他传来,有时噪音可能比他需要的声音还大,这对他接受有用的声音信息是严重的干扰。

一般地来说,助听器质量越好,上述问题可能就越少。但好的助听器价格高,并非所有的聋儿家庭都能买得起,更不用说十多万元以上的人工耳蜗了。

## 六、助听器的保护及故障排除

如果助听器能使用正确,保养得也好,那么其寿命会延长。如何正确使用和保护助听器呢?

(一)电池在助听器内勿久放置,原则上应当每天不用时将其取出,停用时及时关机,第二天用时再装上、开机。经常检查,若电能耗尽,应及时更换。绝对防止电池溢出液损坏助听器。

(二)助听器勿浸入水中或被汗渍浸湿,以免损坏、腐蚀其电路及元件。还要防止摔碰和高温环境。

(三)耳机避免受震击。

(四)耳模每天要用干燥、柔软的布擦干净,避免声孔被堵;定期用温皂水、中性清洗剂洗耳模的污垢,然后用清水冲洗干净,待干燥后再用。耳模内气导管及导声钩应经常用酒精棉球擦以清除污物,以免影响助听效果。切勿用润滑油、溶解性、清洁剂擦拭。

(五)盒式助听器放在衣兜内,运动时容易与衣兜相互磨擦,形成声音反馈而影响其效果。所以最好有一特制装助听器的小口袋,但不要遮盖助听器上接受声音的麦克风孔道。

(六)助听器有效距离为1~3m,距离越远干扰越大,其效果越差。因此在使用时应尽量在有效距离内。

助听器是一比较精制的仪器,在使用中难免出现一些故障。一般地,小的故障,自己可以动手解决、排除。而大的故障,则应通过厂家予以维修。现将助听器在使用过程中常出现的小故障及解决方法列示,见表5-1-3。

表 5-1-3 助听器常见故障及排除办法

| 故障名称 | 原因 | 排除方法 |
| --- | --- | --- |
| 没有声音 | 电源形状位置不对 | 开关拨至正确位置:讲话:M 档<br>接电话:J 档;不用时:OFF |
| | 导线中断 | 更换导线 |
| | 电池装反或耗尽、接触不良 | 装正、更换电池,或用砂纸打电池两极或接触体上锈蚀斑 |
| | 耳塞堵塞污垢 | 清洗污垢 |
| | 机身内部电路或元件故障 | 检修或更换 |
| 音量变小 | 电池电量不足 | 更换新电池 |
| | 耳塞者塞 | 清除污垢 |
| | 增益档位置不当 | 适当调大声增益旋纽 |
| | 受话器性能下降 | 更换受话器 |
| | 机身内部故障 | 检查、修理或更换助听器 |
| | 听力恶化或原助听器不适 | 请耳科医生诊治、检测听力或重新配制 |
| 声音断断续续 | 电池接触片弹力不足 | 调整接触片位置 |
| | 耳机损坏 | 更换耳机 |
| 啸叫 | 音量过大 | 音量适当降低 |
| | 漏音 | 特制耳模取代耳塞 |
| | 机体与耳机主身距离太近 | 调整距离 |
| 杂音大 | 音量过大 | 适当调小音量旋纽 |
| | 漏音 | 自制特定耳模 |
| | 电压低或电池接触不良 | 换电池或用砂布打光电池或弹簧片上锈斑 |
| | 助听器本身性能 S/N 小 | 更换助听器 |
| | 助听器与衣袋磨擦 | 固定好助听器或制专门口袋装助听器 |
| | 不习惯或不适应助听器 | 进行适应训练 |
| | 场合嘈杂 | 更换场合 |

## 七、对聋儿进行助听器的适应训练

如同戴眼镜或装假牙，聋儿在戴助听器的初期也有一个适应过程，一般有1～2个月。因此，有必要在聋儿戴助听器初期，逐步进行适应训练，而切忌强制戴用。

(一)聋儿拒戴助听器的原因分析

聋儿初期使用助听器，会出现拒戴现象，其原因有这么几个：

1.聋儿在正式戴助听器之前，一直生活在并且已习惯无声世界的生活，从来没有感受或不知道声音的存在，对此也并不感到痛苦。因此初次戴助听器，对听到的声音，如同见到从来没有见过的怪物而感到害怕，若声音过大，则会更加剧这种恐惧心理。

2.助听器自带的耳塞的形状和大小是固定的，而每个人的耳道、耳甲腔的形状和大小又各不相同，而在用时，一方面，塞在耳道内不舒服；另一方面，由于不适合个人的耳道，因而会出现漏音而引起声音反馈，产生啸叫，听起来极不舒服。

3.聋儿见其他人都不戴助听器，而自已戴助听器很特殊，不是好事，从而拒之。

(二)如何进行适应训练

针对上述原因，我们应当对他们采用一定的对策，进行训练，使他们最终适应并喜欢之。

1.耳塞的质地、大小、光滑程度等应当尽量适合聋儿的实际情况，戴时不要硬往耳道塞。最好能根据每一位聋儿耳道的形状、大小、特制耳膜，可防止由于漏音而出现的啸叫现象。

2.初期戴用助听器，应选择一个安静的环境，并要注意首次效应，如放一段优美、柔和的曲子等，音量可由小到大，可为初次戴用助听器留下一个好印象，以后再看见助听器，就会产生好感。

3.聋儿若坚持不戴助听器，教师可先做示范，让他们模仿，然后采取分步戴用，逐步适应的训练方法即先戴耳塞，适应之后再接导线，之后插机身，然后装上电池，最后音量由小到大地打开开关听声音。

4.在对聋儿进行助听器的适应训练中，要根据他们对声音的反应情况调节各个旋纽，尽快找到适当的位置，缩短他们对声音不适的时间距离。

5. 初戴助听器时，每天戴用时间不宜太长，但不应间断，时间上逐步延长。

6. 强迫聋儿戴用助听器不是好办法，应避免，也不应对他们欺骗。若他们戴助听器哭闹，表现出反感时，应采用一些手段分散、转移他们的情绪，之后再试戴。时间长了，他们就会慢慢体会到其益处而适应的。

（三）影响助听器适应训练效果的因素

1. 是否有使用助听器的热情和坚持接受训练的信心和意志。

一些专家在总结成功地适应佩戴助听器的经验时认为“信念”是最重要的因素，缺乏使用助听器的信念，一听到声音就烦，或没有听声音的欲望，这样的聋儿很容易放弃接受适应训练，即使助听器的质量再好，也是枉然。

2. 对助听器作用估计过高

助听器的作用总是有一定限度的。对轻度和中度及中重度聋儿可能达到较好的效果，提高他们对语言的感知和辨别能力，但与正常耳相比其效果毕竟差一些。而对重度、全聋者，助听器只能起到听觉唤醒作用。因此对助听器的作用，应当向家长及聋儿讲清楚，要正确认识助听器的作用，否则会丧失信心。

3. 对助听器作用认识不足

有人认为助听器可防止原发疾病所致的听力丧失，这是不正确的。助听器虽然在其可能的范围内对听觉系统功能的保持有一定的作用，但不可能阻止引起的听力损失的原发病，没有治疗的作用。因此不要指望买一个合适的助听器就可以避免或治疗耳聋，而应当积极进行原发病的治疗。

4. 环境因素

在同样条件下，环境因素也会影响助听器的佩戴及其适应训练的效果。

环境中噪音大，一方面会使聋儿感到不舒适；再一方面会严重干扰对语言的感知和辨别，因而在对聋儿助听器适应训练和听觉训练中，应避免嘈杂环境，应努力创造一个安静的环境，使聋儿尽快适应佩戴助听器。

5. 助听器使用不当

有的聋儿急于从助听器中听到声音，因而往往自己调整音量增益旋纽，将声音放大远远超过他们自己实际需要的程度，因而感到不适，对助听器产生反感。另外，助听器有效地发挥其作用，在距离上有一定的限制，过近，易产生杂音过大和气息声；过远，说话者的声音往往会被近处环境噪音所掩蔽或干扰，最佳距离为 1～3m。

# 第二节 耳蜗移植

耳蜗移植有助于聋儿听力的改善和听力系统重建的实现。

## 一、耳蜗移植的基本原理

耳蜗移植又叫人工电子耳蜗的植入。人工电子耳蜗是一种特殊的助听器,但它又与助听器的工作原理完全不同。助听器是把声音信号转化成电信号,通过放大器将电信号的振幅放大,输入人耳,形成听觉,它是针对有一定听觉能力的耳聋患者而言的;而人工电子耳蜗则是模拟人的耳蜗毛细胞的功能而设计制造的一种声——电换能器,以取代人的因病变而不能起作用的耳蜗。

人工电子耳蜗由外置部分和植入部分组成:外置部分包括麦克风、语言处理器、发射线圈和导线,其作用相当于耳蜗的毛细胞,能接收声波并将声波转化成电信号,进而将电信号放大,它位于体外。植入部分包括接收器和电极,经手术植入耳蜗基底膜下,接收器通过导线与外置部分联结,电极的一端联结接收器,另一端与蜗神经的神经末梢联结。这样,放大的电信号,绕过损伤的内耳毛细胞,经导线依次传至接收器、电极,由电极刺激蜗神经的神经末梢,直接刺激蜗神经,并将信号送至大脑皮层的听觉中枢,最终形成听觉。

人工耳蜗的工作程序是:

外界声音信息——→麦克风——→语言处理器编码——→线圈——→接收器——→接收器解码——→电流到电极——→听神经——→脑干——→大脑——→形成听觉

可见,人工电子耳蜗是针对由于各种原因而导致耳蜗功能丧失而助听器又不能发挥作用的感音神经性耳聋患者设计的。因此它对于耳蜗性耳聋效果很好。

## 二、人工电子耳蜗的历史

1790 年,意大利物理学家 Volta 将金属杆插入耳聋患者双侧外耳道内,连接约 50 伏直流电源,通电后,患者除头部有被电击的感觉外,耳能听到一点声音,这是电听觉最早的记录。

1869 年，勃瑞纳将电极放入耳聋患者充满盐水的外耳道内，也引起了电听觉。

1930 年，韦法和布里将电极插入猫的蜗窗上，对猫耳讲话，从电极记录到猫的耳蜗电位，从而确定耳蜗的功能是将声能转化成电能的换能器，然后以不变的形式将电能经耳蜗神经传至听觉中枢，形成听觉，这就为将来的人工电子耳蜗思想奠定了理论基础。

1957 年，法国的 Djourno 和 Eyries 为一双耳胆脂瘤手术后的全聋患者进行了听神经移植手术，患者能听到声音，经过一段时间的训练能够辨别声音。这一发现引起各国学者极大的兴趣，并在法国、美国、澳大利亚等国家开始了深入的研究。

1964 年，Dogle 从耳聋患者前庭窗和蜗窗之间钻一孔，把一微电极从小孔插入耳蜗鼓阶，刺激鼓阶的蜗神经末梢，患者能觉察到音乐和语音的韵律，识别男女的声音。同年，Simmons 用双电极刺激听神经，发现患者对听阈内的声音十分清楚、敏锐，对阈上声音响度的感觉增长很快。

1970 年，美国医生 House 把一根 6 股导线的电极植入一位 39 岁的男性患者的耳蜗内，患者是位业余无线电工作者，对电信号颇有体验。手术后，病人谈话能力增强，音质改善。1972 年又给他配置能携带的刺激器，患者能听到各种声音，最后发展到能够用电话同爱人通话。这是在所有的报道中最令人满意的一例。

1975 年，澳大利亚墨尔本大学的 Clark 对耳蜗电极的埋藏做了大量的研究工作，成功研制出 10～16 股多导电极系统，分别刺激不同部位、不同数目的听神经末梢。他认为这种沿耳蜗鼓阶全长插入电极，能更容易达到准确刺激听神经末梢，从而能听懂语言。

近些年，研究又有新的进展，已用到 22 股、24 股多导电极系统，患者经过手术后听阈会更宽，听辨能力会更强。

目前，世界上已有近 20 个国家如美国、英国、法国、德国、墨西哥、丹麦、奥地利、比利时集中专家研究人工耳蜗，并从事这方面的手术，效果很好。

我国医学科学院人工耳蜗协作组自 1978 年开始研究，于 1979 年在致聋动物身上试验成功，然后转入临床研究。1980 年 6 月在协和医院耳科首次为一位双耳全聋的 16 岁女患者植入自行研制的插座式人工耳蜗获得成功。随后在我国的北京、上海、广州、武汉、长沙、大连等许多医院也先后开始研究这项工作,并为患者实施人工耳蜗的移植手术。

到目前,我国每年约有2000人接受人工耳蜗的移植手术,其中相当一部分是3岁前的聋儿。

当今的人工耳蜗移植手术,技术更加先进,国外需3个小时,国内不到两个小时就可以完成;材料更加合理,外部是硅胶,植入部分是钛合金,与人体有很好的可融性,使手术之后可能出现的排斥反应大大减少,同时这种装置是终身的,有70多年的寿命。但不足之处是非常昂贵,需人民币15万~20万元,并非一般家庭所能承受。

## 三、人工电子耳蜗植入的对象

至今,全世界已有数万耳聋患者接受了不同类型的耳蜗移植手术。但不是所有的耳聋患者都适用这种手术,它有特定的对象,即对患者有一定的要求和限制。

(一)对成人患者的要求

1.双侧极度的感音神经性听力损失,纯音听阈大于95dB;

2.借助双耳最佳助听器无效或效果很差;

3.耳内无进行性病变,影像学检查证明内耳结构正常;

4.无全麻禁忌症或手术禁忌症;

手术禁忌症包括:绝对手术禁忌症,如严重的内耳畸形病例,先天无耳蜗、听神经缺陷、严重的智力落后,无法配合语言训练、严重的精神疾病、中耳乳突有急、慢性炎症尚未清除者;相对禁忌症,如全身一般情况差,患有不可控制的癫痫等。分泌性中耳炎并非手术禁忌症。慢性中耳炎伴有鼓膜穿孔,若炎症得到控制,可在鼓膜修补的同时进行耳蜗移植,也可先行清除病灶,修复鼓膜,3~6个月后再进行人工耳蜗移植手术。

5.心理学、情感检查正常;

6.对植入人工耳蜗有正确的认识和适当的期望值。

(二)对于儿童,除上述要求外,还需具有:

1.年龄在18个月以上;

2.家长及患儿需参加术前康复训练并能坚持口语交流的训练方式;

3.患儿及家属都应进行心理学情感检测并正常;

4.家长对耳蜗移植有正确的认识和适当的期望值;

5. 具备术后康复训练的条件。

实施耳蜗移植手术的对象，年龄的下限可以延伸到18个月，但无上限，只要患者健康状况和经济条件允许。有人认为对聋儿最好能在听力语言发展最佳期即4岁前植入，以便缩短孩子听觉丧失的阶段；另有学者主张对2岁以下聋儿做人工耳蜗植入，因为4～6岁的语言形成前的聋儿已错过语言演化的可塑期。据报道：到目前为止，植入人工耳蜗的年龄最小的是16个月，最大的为87岁。

(三)考虑不手术的患者

1. 单耳或双耳听力丧失不严重，佩戴助听器能够起到较好的作用；

2. 双侧听神经不完整或有阻断；内耳结构畸形。

这些情况下手术的危险性会超过可能的收益。

## 四、人工耳蜗植入手术的情况

(一)术前准备

1. 术前会诊

对适合并愿意接受人工耳蜗植入的患者和家属，应接受手术师和听力师对其进行的手术前谈话，使他们充分了解手术可能发生的危险和并发症，了解手术带来的利弊，尤其是了解体外装置需长期维修和体内装置失效的可能，并在手术知情同意书上签字(手术知情同意书的具体内容见附录)。

2. 术前评估

病史采集：检查和了解患者耳聋的病因和过程，了解患者的听力史、耳鸣和眩晕、毒药物接触史、发育因素(发育畸形、智力发育等)、耳聋家族史、助听器佩戴史、其他如癫痫、精神情况等。儿童患者还应包括母亲妊娠史、小儿出生和成长史、语言发育史等。还应了解患者语言能力如发音特点、构音清晰度和语言理解和交流能力等。

耳科检查：耳廓、外耳道、鼓膜和咽鼓管检查等。

听力学检查：主观听阈测定、声导抗测定、脑干诱发电位、语言测听(语言觉察阈和语言识别阈)等。

学习、心理和智力能力评估：对缺乏语言的3岁以上的儿童，可进行希－内学习能力测验；三岁以下的可选用格雷费斯心理发育行为测查量表。对疑有精神智力发育迟缓(希－内学习能力测验智商小于68分，格雷费斯心理发育行为测查智商小于70分)或异常心理行为表现者，建议到权威机构作进一步的诊断和观察和鉴定。社会文化型智力低下者可以考虑手术,非社会文化型智力低下,或多动症、自闭症、其他精神发育障碍患者,应向家长讲明此类疾病给患者术后康复带来的极大困难,帮助家长树立客观的心理期望值。

儿科或内科学检查:全身体格检查及其他身体辅助检查。

家庭条件和康复条件:有条件的,可以使患者手术后在家中接受有专业知识和技能的教师一对一的训练,无此条件者建议送患者到聋儿康复机构或学校。

家庭、社会因素:耳蜗移植不仅仅是手术本身和医疗的问题,还涉及到术后的康复、教育和社会交流。因此家长及家庭其他成员应有一定的人工耳蜗基本常识,了解其优点和局限性,对术后康复效果有适当的期望值。

(二)手术知情同意书(见附表)

手术前准备、全身麻醉及术前用药同其他手术。

(三)手术操作

步骤和方法由手术师按照各人工耳蜗公司提供的操作手册执行。

(四)手术并发症及处理

人工耳蜗植入术常见的并发症可能有:鼓膜或外耳道穿孔、眩晕、头皮厚而影响信号传输、电刺激时面肌抽搐或疼痛、切口感染、大出血、脑脊液漏、面神经麻痹、脑膜炎等。

一般的并发症采取保守治疗,无需特殊处理,如少量血肿可自行吸收,较大血肿可穿刺吸收,轻度眩晕几日内自行消失,重度的可酌情使用抗眩晕药物。严重的并发症多需再次手术,面神经减压术、脑脊液修补术、人工耳蜗更换术等。

手术后应通过影像手段了解电极植入情况。

## 五、植入人工耳蜗后的开机调试

手术后 2～4 周可以开机。所谓开机就是为患者佩戴并开启外部装置——语言处理器的过程。患者的电极阻抗、神经通路、听觉中枢等对输入声音的感受均会随时间及经验的积累而变化,因此每隔一段时间需要对程序进行调试,以使患者听到的声音更清晰,更舒适。一般地,开机后第一个月内每周应调试一次,之后每半个月或一个月调试一次,待听力稳定后调试间隔会延长,最终是一年调试一次。

开机和调试验严格按各人工耳蜗公司的要求执行。

开机和调适的听力师应具备良好的听力学和人工耳蜗基础理论知识，并经过人工耳蜗公司的严格培训并认可。对婴幼儿患者人工耳蜗调试的听力师应有较丰富的调试经验。

## 六、手术效果的评估

手术是否成功应从以下几个方面衡量：

术后切口愈合是否良好；

影像检查，电极位置是否正确；

植入电极的数目是否符合提供产品公司的要求；

患者在3～6个月调试和康复，是否有主观的和客观的听觉反应。

## 七、人工耳蜗系统的保养

对于人工耳蜗的植入部分，尽管厂家对产品在出厂前做过试验，证明有抗震、抗撞击能力，但为了延长其使用寿命，在日常生活中要防止植入部分遭受重力的直接撞击；及时治疗听觉器官局部感染。

对于人工耳蜗的体外部分、语言处理器的维护最为重要。避免丢失；保持干燥，注意防潮，洗澡、游泳时不要佩戴；及时清洁，避免任何异物进入系统的任何部件内，经常用柔软湿布擦拭、清洁系统的部件。

## 八、植入人工耳蜗后应及时进行听觉语言康复训练

人工耳蜗手术实施以后应给予大量抗生素预防感染；同时使用适量皮质激素以减轻内耳反应。

术后一个月可以开机进行调试，开始进行听觉语言训练。

对听力完全丧失的耳蜗性耳聋患者实施耳蜗移植手术，确实能使患者的听力得到很好的改善，能较理想地听到各种声音。但是，这些患者的人工耳蜗仍不能取代正常耳蜗的功能，听力不能完全恢复正常，他们听到的声音与正常听觉听到的声音会有区别：一是畸变；二是失真。尤其是年龄很小的患者，在耳聋发生之前，尚未听到过或很少听到过各种声音，当然也就更谈不上对各种声音的辨别和区分了。所以不论儿童还是成人，在植入人工耳蜗后，都需要一个学习和熟悉的过程，这就需要对这些患者在实施手术之后进行必要的听觉——语言康复训练。这种手术后的康复训练，并非可有可无，应当说是与手

术同等重要。尤其对于语言形成前耳蜗移植手术的实施者,必须制定听力——语言康复训练详细计划,家长也必须介入康复训练过程。

我国对耳蜗移植手术的实施及术后训练起步较晚,对聋儿术后的语言康复训练的研究还是一片空白。有些地方对耳蜗移植手术后的聋儿仍然套用传统的语言训练方法;甚至还有的训练者错误地认为人工耳蜗可以为聋儿提供非常理想的听觉补偿,所以无需再投入大量精力进行术后训练。这样一些聋儿虽然实施耳蜗移植手术,但耽误了宝贵的训练时间,导致语言得不到应有的发展,造成终身都不能弥补的缺憾。实际上,耳蜗移植虽然为聋儿提供了良好的听觉补偿条件,但并不意味着术后自然而然地就能听会说,家长应当有足够的思想准备为耳蜗移植者提供听力——语言训练的时间和条件。

(一)训练原则

1.尽量避免在听觉训练过程中视觉辅助手段的介入。

聋儿在接受耳蜗移植后需要有一个听觉培建的过程。要达到此目的,就必须给聋儿大量的听觉刺激。若仍让他看口型、看手语,就会影响到他听觉能力的发展。

2.每天坚持一对一的个别化听觉训练。

无论在哪里,都要坚持一对一的个别化语言训练。尤其是在训练初期,这样有利于减少噪音影响和听觉注意力的培养。

3.设定合理发展目标。

没有训练目标会造成孩子发展不够全面、系统,目标定得过高或过低也会影响聋儿的进步。比如一个4岁聋儿在手术前是完全依赖唇读的,术后一开机就马上要求他辩听,甚至为此而进行体罚,容易造成孩子惧怕聆听,不愿做听觉训练。这就是目标定得不合理。

4.听觉训练应在游戏中进行,多借助活泼有趣的形式和丰富、直观的玩具、教具,这样可使孩子们乐意参与训练并保持注意力。

5.听力训练、语言训练和智力训练要相结合,齐头并进,不分先后。

6.要给孩子们提供各种各样的声音,教授语言的内容要同日常生活结合紧密。

7.在训练初期,用哪些词进行训练,没有统一的规定,应当从聋儿熟悉的、感兴趣的内容入手。

8.在训练初期要提供安静的训练环境,帮助他们建立清晰、稳定的声音信号系统。当聋儿听力水平发展到一定程度时,可以进行噪音环境中的听取训练,培养他们在噪音环境中听取有用声音信号的能力。

9.坚持鼓励的原则。

10.定期评估。

为了全面了解聋儿术后康复训练的效果,合理制定下一步训练计划,我们可以通过录像、周记、日记等形式记录孩子们语言等方面的表现,要定期对他们进行综合评估,可以发现孩子们的进步,共同树立康复训练的信心。

(二)术后训练方法

人工耳蜗为聋儿提供了良好的听觉补偿,所以应以“听觉口语训练法”为首选训练方法。

听觉口语训练法是国外耳聋康复人士针对传统的聋儿语训方法已经跟不上先进听力技术的发展,于20世纪80～90年代开始倡导的一种新的语训方法。

所谓的“听觉口语训练法”就是借助助听设备,将听觉、语言、认知依其自然发展的程序结合起来,在有意义的情境中透过会话式的互动,让聋儿学会倾听说话,这种训练方法十分注重残存听力的运用和口语的表达,因此这种方法只适用于有适当残存听力的耳聋患者。由于国际上助听设备的发展,很多耳聋患者都能获得一定的听觉补偿,所以这种方法应当是耳聋儿童的家长首选的训练方法,不仅适用于人工耳蜗术后患者,也适用于佩戴助听器后听觉补偿较理想的聋儿。

听觉口语训练方法强调以语音而非周围环境的声音为主要的听觉刺激,语言是为交流而存在的,交流是语言学习的最佳途径。

(三)听觉语言康复训练的具体内容

1.感受声音的有无

包括对“自然声响的感知”和“语音的感知”。简单地说就是正常人的耳能听到的声音都要让他们去听,而不能局限于响度大的声音。还应当让他们多感受和欣赏音乐,体会音乐的节奏和旋律。在该训练内容中,语音的感知训练是非常重要的一个内容。从开机时起就应当给他们大量的语言刺激,不断和他们语言交流,让他们对语音有丰富的感受。大量的语言听觉积累对他们以后的听觉语言发展是至关重要的。

觉察训练很重要,教聋儿学会聆听是所有训练的基础。这种训练对调机有很大的帮助。

2.感受声音差异的训练

尽快让他们感受到声音是有差异的,不同的声音代表不同的事物。要逐步使他们感受到声音有长短、高低、强弱和节奏有快慢等方面的差异。

3.闭合式辨听训练

给聋儿一个选择范围,让他从中选择听到的是哪一个物品发出的声音。要注意辨听词语的内容由易到难,循序渐进;选择范围由小到大;句子关键词的数量由少到多。在训练中要注重培养听觉记忆能力。

4.半开放式辨听训练

辨听的词不以单独的形式出现,而是混在一个综合背景中进行辨听训练。

5.开放式辨听复述训练

没有选择范围的辨听,包括“有提示的复述”和“没有提示的复述”两个水平。“有提示的复述”又分为“直接提示的复述”和“间接提示的复述”。

6.开放式辨听对话交流训练

包括“相关内容的对话交流”和“无关内容的对话交流”。

**附:**

**人工耳蜗手术知情同意书**

患者姓名________性别________年龄________病案号________

术前诊断____________________

我知道我的孩子因耳聋需要施行人工耳蜗手术,手术使他恢复听力,但我也清楚手术可能出现如下风险:

**一、术中风险**

可能发生麻醉意外;

可能发生心、脑血管意外;

可能发生术中出血量大需输血;

可能发生面神经损伤导致暂时或永久性面瘫;

可能发生鼓索神经损伤到之术后味觉改变;

可能发生鼓膜、外耳道穿孔;

可能发生乙状窦、硬脑膜受损;

可能发生外淋巴漏、脑脊液漏；

可能发生哟移动获去除听骨或鼓索神经等中耳组织结构；

可能发生电极植入受阻导致有效电极不能完全植入或部分电极受损；

可能发生因内耳畸形或骨化严重，无法植入电极；

可能发生各种意外因素致使手术中止或采取抢救措施。

**二、术后风险**

可能发生皮瓣出血、皮下血肿；

可能发生局部（切口、中耳、内耳）感染，皮瓣坏死，颅内感染；

可能发生术后切口瘢痕，装置在耳后皮下隆起；

可能发生电极移位或脱出；

可能发生皮瓣增厚影响装置使用，需再次手术削薄；

可能发生残存听力减退或丧失；

可能发生耳鸣或眩晕；

可能发生电极刺激时出现面肌抽搐；

可能发生佩戴的体外装置导致皮肤过敏火堆植入体内的部件过敏。

**三、其他风险**

可能发生术前期望值与术后效果不一致；

可能发生装置故障需手术取出或更换；

可能发生难以适应新声音，甚至要求去除；

不能接受产生诱导电位的医学治疗，做核磁共振时需再次手术，暂时取出植入体内的装置或部分装置；

因其他疾病状况所增加的各种风险；

目前为止的意外和风险。

我们理解以上可能发生的意外和风险并要求手术。

患者家属签字________________　与患者的关系________________

医师签字________________

年　月　日

中华医学会耳鼻咽喉科学分会

中华医学会耳鼻咽喉科杂志编辑委员会

# 第六章　听觉训练

## 第一节　聋儿对声音、语言信号的主观感受

通过调查发现:大多数聋儿有不同程度的残存听力。那么,他们在借助助听设备后对外界声音、语言信号会有怎样的主观感受呢?

有人曾主观推测:聋儿对声音的感知,从本质上讲应当与正常人一致,只是感觉声音可能小一些,若想办法让声音大一些(如通过助听设备将声音增强或装上人工电子耳蜗),那么就应当和正常儿童完全一样了,这种推测是很片面的。实际上,聋儿对声音所产生的主观感受并非仅仅是低,而且我们正常人也不应当将自己的主观臆测想当然地强加给聋儿。怎样才能真正地了解到聋儿对声音的主观感受呢?我们应当认真观察当声音刺激他们的听觉器官时所表现出行为上的反应并对此客观地进行分析,这样得出的结论才符合聋儿的真实感受。

### 一、从声音强度上看

人类对声音的感知,在强度上有一定的局限性,太弱的声音听不到,太强的声音又不堪忍受,或产生压觉和痛觉,甚至还会损害听觉器官。正常人在声音强度上从刚刚听到至产生痛觉,约在0～130dB之间。在这一范围内,人们所产生的主观感受随声音强度的增强而变化,经历了由刚刚觉察——适宜、舒服——难受——产生痛觉这几个阶段。

对于聋儿,他们借助助听设备能够感受到一点声音,从强度上与正常儿童相比,范围小得多。在这个很小的声音强度范围内,在主观感受上,也同样经历上述几个阶段。由此可知同一声音强度变化幅度所引起他们主观感受的变化,大于正常人,这种现象在医学上称之为重振,或复响、复聪。

具有重振现象的聋儿,他们所感受声音的范围,仅仅占 0dB 至 130dB 之间很小一部分。声音稍小他们听不到。声音稍大,他们就受不了。因而有的聋儿,不用助听器,听不到声音,而佩戴助听器,声增益即使调至较小档,也觉得声音大得简直就使他们忍受不了。聋儿拒绝戴助听器,就有这方面的原因。

## 二、从音调上看

正常人能够感受声音的频率范围在 16～20000 Hz 之间。而聋儿对这个频率范围内的某些频率的声音根本感受不到,而对能感受到的声音,在不同频率上听力丧失的程度又不同。大多数聋儿听力丧失以高频为主,低频部分相对好些。

自然界中的声音,基本上都是复合音。所谓的复合音就是由多个频率的声音经过叠加而形成的音,其中既有高频部分,也有低频部分。

由于聋儿在不同频率段上听力丧失的程度不同,因而不能完整地对自然界中的声音进行感知,要么滤去了低频成份,要么滤去了高频成份(大部分聋儿滤去了高频成份,只剩下低频成份),和正常人的感觉有差异。这种现象单靠聋儿佩戴助听器把声音放大不能解决。因为再好的助听器,对声音的放大仅仅是各频率上强度的放大,而频率则不变,高频依旧是高频,低频仍然是低频。原来滤去的频率,照样被滤去。照样不能完整地感知,和正常人的感觉照样不同。

这也就说明对佩戴助听器的聋儿进行听力系统重建的原因。

## 三、聋儿对有声语言的主观感受

任何一种语言(包括汉语在内)的语音频率,都不是单一而是混合的,也就是说,我们的有声语言,也都是混合频率的,既有高频成份,又有低频成份。

汉语的语音频率,其范围主要是在 500～2000Hz 之间。正常人由于对声音的高频部分、低频部分都能很好地感受,因而可以很好地、完整地听到汉语语音、有声语言并理解其意义。而聋儿,由于只能感受到某些局布频率的声音信号,因而对汉语有声语言不能完整地感知,表现为虽然能听得到有声语言的声音,但听到的这些声音多是不规则的,是畸变的,不同于正常人,因而也就谈不上对其意义的理解了。这种现象通过佩戴助听器把声音放大也同样是不能解决的。因为助听器将有声语言的声音放大,仅仅是强度的增大,其频率没有改变;再者,放大的语音与原语音相比,反而会有不同程度的失真,更影响聋儿对语音的感知和辨别。因此,有人认为助听器功率越大,输出的声音越大,越能有效地帮助聋儿感知并识别声音,这是不对的。实际上,助听器将声音增得越大,其失真程度也越大,这反而更不利于他们对语音感知和辨别。

这种情况,我们正常人很难体会到,但在有些情况下可以近似地模拟出来。方法是:先用录音机从收音机上录下一段广播,然后再在两盘录音带上反复转录5~10次。由于每一次转录的语音与前一次相比,都有一定程度的失真,这样在多次转录后,其失真程度越来越高,即转录后的语言声音与原广播相比,差异很大。转录后的语言声音近似于聋儿对有声语言信号所产生的主观感受。如果所用的录音机功能全,则在转录过程中,可以根据测试出的聋儿在各个频率上听力的损失情况,衰减相应频率段的声输出,这样对模拟出的有声语言信号的感知,更加接近聋儿对语言信号所产生的主观感受,在听这种畸变的语言声音时,可懂度会大大下降。所以聋儿对有声语言的感知的主观感受则是听到有声语言的声音,但听不懂有声语言的意思。

通过以上分析我们可以看出:聋儿对声音,有声语言信号的感知和辨别能力比较差。但这绝不能成为否认对聋儿进行听觉训练具有可行性的理由。实际上,感知和辨别能力差并不等于没有这种能力。因此,教师应当和聋儿长期接触,用声音、语言信号反复刺激他们的听觉器官,这是会增强他们的感知和辨别声音的能力的。

## 第二节　听觉训练

### 一、听觉训练的概述

(一)听觉训练的概念

听觉训练是聋儿形成和发展有声语言的基础性训练。

听觉训练即充分利用聋儿的残存听力,通过有计划的声音和有声语言刺激，唤醒他们的听觉，使他们养成聆听的习惯，并最大限度地提高他们对声音和有声语言的感知、辨别和区分能力，以便更好地理解他人的语言，参与社会交往，回归主流。

（二）听觉训练的意义

1. 听觉训练是发音训练和语言训练的基础

"听"是一个人必备的基本能力，它是学习和掌握语言的最重要的途径。从人类个体语言发展过程来看，人们总是先学会听，然后才开始学习发音和说话的。耳聋对儿童最直接的影响是语言的获得和交往障碍。有人曾对盲人和聋人的社会态度作过分析，发现尽管盲人有种种缺陷，但仍愿意同伙伴们一起活动，而聋人尽管能看能写，却经常感到自卑，自己将自己排除在社会之外，原因就是他们丧失了重要的交际手段——听。能听、会听的人才能理解别人的说话，才能同别人说上话，才能从别人的口语中学会表达，从而提高自己的语言水平。所以说"听"领先于"说"，"听"是"说"的基础。发展聋儿的口语能力，就不能忽略对聋儿的听觉训练。

2. 听觉训练能促使聋儿回归主流社会

在正常的环境中，儿童只要有正常的智力和听力，就可以通过语言交流获得大量的信息，从而积极参与社会活动。聋儿丧失听力，信息输入的通道随之被中断，没有了输入，也就没有了输出，也就不能正确地认识周围世界，这就对他们参与社会活动，回归主流，造成了很大的障碍。

对聋儿开展听觉训练，就是要把中断的信息输入通道重新接上，使他们利用残存听力和借助助听设备，在教师的指导下，学会聆听，学会辨别、区分和理解，进而学会说，为他们及早融入主流社会扫清障碍。

3. 听觉训练有助于发展聋儿的智力

听觉除了感受声音信号之外，还能对声音信息加以辨别、分析、综合、加工和处理，这一系列的活动需要大脑的参与才能完成。由于聋儿听不到声音，也就谈不上大脑对声音的理解。聋儿听不到声音在一定程度上会影响大脑的发育和智力的发展。因此，对聋儿进行听觉训练实际上也就是在发展聋儿的注意、记忆、思维和想象能力。

4. 听觉训练还对丰富和陶冶聋儿的情感有不可忽视的作用

声音的有色彩的，可以烘托并营造出特定的气氛。聋儿听不到鸟语，听不到惊涛拍岸，听不到风驰电掣，也就领略不到大自然的情趣。但通过听觉训练，可提高他们辨听声音的能力，有利于他们感受不同的声音，形成特定的情感，陶冶他们的情操。

（三）听觉训练的可能性条件

绝大部分聋儿都有残存听力，这种残存听力虽然不足以使他们在正常环境中通过模仿学会说话，但在佩戴合适助听器的条件下，他们的听觉能力会显著增强，利用感知声音和语言的可能性也就越大。

除此，聋儿有正常发育的大脑，能够对感知到的声音进行理解和区分；还有接受听觉训练的兴趣和动机。这些也为聋儿接受听觉训练准备了必要的前提条件。

（四）听觉训练的作用

下面的表 6－2－1 和表 6－2－2 是广州聋校从 1983 年～1986 年对聋儿进行听觉训练以及在训练过程中进行的几次纯音测听。

**表 6－2－1　广州聋校对聋儿训练中的几次听力测试**

| 姓名 | 性别 | 年龄 | 测试日期 | 频率(Hz) | | | | | | |
|---|---|---|---|---|---|---|---|---|---|---|
| | | | | 125 | 250 | 500 | 1000 | 2000 | 4000 | 8000 |
| 曾韶文 | 女 | 14 | 198305 | – | 50 | 60 | 70 | 75 | 80 | – |
| | | | 198507 | 50 | 60 | 80 | 75 | 75 | – | |
| 周倩文 | 女 | 11 | 198305 | – | 40 | 50 | 75 | 75 | 100 | – |
| | | | 198507 | – | 40 | 60 | 70 | 75 | 100 | – |
| 岑泽强 | 男 | 13 | 198305 | 60 | 70 | 85 | 90 | 90 | – | |
| | | | 198507 | – | 55 | 60 | 85 | 85 | 90 | – |
| 邝　毅 | 男 | 12 | 198305 | – | 60 | 65 | 70 | 85 | 90 | – |
| | | | 198507 | 65 | 65 | 75 | 90 | 95 | – | |

表 6－2－2　广州聋校对聋儿训练中的几次听力测试

| 姓名 | 性别 | 纯音听力测试 | | | | | | | |
|---|---|---|---|---|---|---|---|---|---|
| | | 1984 年 12 月 | | 1985 年 05 月 | | 1985 年 11 月 | | 1986 年 01 月 | |
| | | 左 | 右 | 左 | 右 | 左 | 右 | 左 | 右 |
| 梁金就 | 男 | 82.5 | 77.5 | 83.5 | 75 | 78 | 78.2 | 80 | 75.1 |
| 黎文 | 男 | | 73.5 | 78.7 | 81.2 | 76.3 | 76 | 76.6 | 75 |
| 冯永强 | 男 | 72.5 | 90.5 | 70 | 87.5 | 70 | 85 | 66.6 | 85.3 |
| 苏碧金 | 女 | 85 | 100 | 86.5 | 100 | 85 | 100 | 88.3 | 100 |

注：听力损失是以 500、1000、2000 三个频率听力丧失的平均值计算而得。

从上面两表看出：教师借助一定的方法对聋儿进行听觉训练，一段时间之后，经过纯音测听，并没有发现聋儿的听力状况有所提高或好转，反而加重。那么听觉训练的作用究竟是什么呢？搞清这个问题很有必要，这不仅会影响到教师对聋儿训练的信心，在一定程度上还会影响听觉训练的效果。

听觉训练并不会改善和提高聋儿的听力，纯音听力检测更没有治疗耳聋的功效，这一点必须首先对聋儿以及家长讲清楚。但是，听觉训练可以改善聋儿的听觉辨别能力，这是因为尽管聋儿听力丧失，但对声音的理解、区分和辨别能力还潜在地拥有，只是由于听不到声音使得这种能力不能充分表现出来，但是在聋儿佩戴合适的助听器之后，在语训教师科学的训练下，这种对声音的理解、区分和辨别能力会从潜在状态挖掘出来，充分地表现出来。

从表 6－2－1、表 6－2－2 数据上看，无论听觉训练还是对聋儿进行纯音测听，虽不能提高和改善他们的听力，但事实上，这些聋儿在接受听觉训练之后，听觉能力即对声音、语音及语言的辨别、理解能力确实不同程度地发展了。他们在接受训练之前，连别人喊他们的姓名都没有反应。经过两三个月训练之后，他们能够在数十个姓名中将自己的姓名的声音辨别出来。经过两年左右的训练，一般都能辨别声音的方向，音调的高低、声音的长短、强弱，能辨认自然界中经常听到的声音如下雨、刮风的声音；常见动物的叫声如鸡、牛、马、狗等；物体发出的声音如门铃、火车、汽车、闹钟等。有人曾对接受听觉训练的聋儿进行测试，按其训练时间的长短，分为三组，各选一百个学过的词让他们听写，重度聋儿可结合看口型，每写对一个得一分。结果是：训练三年的组平均83.7分，训练两年的组平均82.7分，训练一年的组平均79分。经过两年以上的训练之后，一般都能听写75%学过的单词，听懂别人简单的话语(并能做出相应的反应)，还能与正常人进行简单的生活对话。

由上可以说明，对聋儿进行听觉训练，不能改善和提高他们的听力，但能够将他们潜在的对声音的理解、区分和辨别能力挖掘出来，这种能力叫听能，听能挖掘的程度随着听觉训练的提前和深化而提高。

听力和听能是两个不同的概念。所谓听力，则是听觉器官的生理功能之一，它可以反映出一个人的听觉阈限，纯音测听的结果是衡量一个人听力好坏的方法之一。由于听觉系统某一部位的损坏会导致听力的减弱或丧失，教育、训练并不能改善听力。从理论上讲，若受损伤的听觉器官其功能恢复到健全状态后，听力是可以得以恢复或改善的。但目前的医学技术、医疗水平仅仅能对某些传导性耳聋通过外科手术，恢复其听力，而对其他耳聋则无能为力。而所谓的听能，是指人类辨别、理解和区分声音及其意义的能力，无论一个人有没有听力，听力好还是坏，这种能力都是有的，只是说听力好的这种能力能明显地表现出来，而听力差的人和没有听力的人，这种能力是潜在的，需要后天借助一定的条件才能得以挖掘和发展，听觉训练的作用也就在于借助助听器，利用残存听力去把他们潜在的听能挖掘出来。这种训练应当越早越好，其一是听能能得到更好的挖掘，其二是有利于聋儿语言的形成和发展。

## 二、听觉训练的具体内容、方法

聋儿应该掌握的听觉技能归纳为以下四个水平：第一是察知水平，培养聋儿有意识地聆听声音、寻找声源，能察知声音的存在，在特定环境下对声音进行反应等；第二是区分水平，培养聋儿能够区分相同和不同声音的能力；第三是识别水平，培养聋儿识别语音韵律如声音的高低、长短、强弱、语调、节奏节律的快慢，识别男人声、女人声、小孩声等；识别音段音位，包括象声词的识别，不同音节词汇的识别，韵母相同而声母不同的词汇的识别，声母相同而韵母不同的词汇的识别等；第四是理解水平，包括听辨熟悉的表达方式和日常用语，理解含有一项或两项内容的短语，理解含有多项内容的指令，听觉描述，逻辑排序，对话、复述、听觉选择等。

这样，生活中所有的声音都可以成为我们在听觉训练中被选用的声音，包括自然环境中的声音如风声、雨声、打雷声、动物叫声、交通工具声、物品声等；

音乐声如节奏、旋律等;语音声如单音节词、双音节词、音素、音节、短语、句子等。由于听觉训练最终目的是帮助聋儿获得有声语言,关键是让他们获得对语音的察知、区分、辨认和理解的技能,因此语音声又是听觉训练中的重要的、最佳的选择。

(一)听觉训练的具体内容

根据听觉训练所达到的目的,其具体的训练内容、方法如下:

1.听觉觉察训练

听觉觉察就是帮助聋儿建立声音意识。由于耳聋,因而在接受听觉训练之前,一直生活在无声世界中。经典的拉马克主义认为:器官用进废退。长期卧床缺乏运动,肌肉会严重萎缩。聋儿由于长期听不到声音刺激,残存的听觉机能也就衰退了。只有经过专门的训练,才能使聋儿意识到在自己生活的世界上有声音现象的存在;才能恢复其听觉功能,为使他们全面、深刻地认识周围环境和世界准备条件。

教具是用一些能发出声音的,其振动又很明显感受到的物体如鼓、录音机、音箱、木鱼、铜锣、钢琴等。

训练的方法:先从聋儿残存听力较好的低频段开始,并逐步向高频段推移。当使这些物体发出声音时,一方面让聋儿用耳贴在发声物体上注意听其声音,另一方面让他们用手、脸去感知其振动。

2.听觉注意训练

听觉注意就是对聋儿进行辨别声音之有无的训练。其目的在于使聋儿意识到声音并不是持续存在,而是时有时无,并引导他们在声音出现时能够排除无关刺激的干扰,把注意力集中在要听的内容上,养成注意聆听的良好习惯。

训练的教具可以找一些容易控制其声音有无的物体如收音机、收录机、鼓等。

训练的方法:通过教师控制这些物体声音的有无,要求聋儿做出相应的反应来。在训练中,距离上可以由近及远,强度上由强到弱,方式上可以由正面转向在聋儿背面。

教师还可以设计一些游戏激发聋儿的聆听兴趣。如:击鼓传花,听声抢椅,听声举旗等。

3.听觉识别训练

听觉识别就是帮助聋儿建立“声音是有意义的”的意识。

由于聋儿的听觉常常具有响度降低和声音失真的特点，这就大大增加了听觉识别能力训练的困难，即使佩戴好的助听器，与正常人的听觉感知相比，仍然存在很大的差异，要解决这个问题，唯一的途径就是坚持训练，建立新的条件反射。这种训练对以后有声语言的理解和掌握有着直接的意义。

此训练的目的在于让聋儿认识和识别各种声音所包含的意义和代表的事物。

(1)声音特点的识别训练

教具可用录音机，录制不同强度、不同音调、不同长短的声音。

训练的方法：①使聋儿明白反应的规则即根据声音强度的不同做出不同的反应(动作反应或语言反应)。然后背对教师，教师通过操作录音机发出的声音的音量，使他们认真感知并在仔细辨别清楚之后，做出相应的反应。②同样的方法对他们进行声音的长短、高低、节奏的快和慢等识别训练。

(2)不同声音代表的不同意义的识别训练

该训练的目的是使聋儿认识到不同的物体发出的声音不同，并在此基础上建立相应的联系。

教具是将一些能发出声音的物体(如汽车等)或动物(如狗等)的声音录制录音带上，并找出相应的图片，模型或实物。

训练的方法：教师放录音，让聋儿通过听觉识别，能从众多实物、卡片、模型中具体地指出发出相应声音的物体，最终在他们头脑中建立暂时神经联系。

最初训练，音量应适当增强然后逐步降低。在训练内容上，应变换声音和发出相应声音的物体。

(3)对音素、音节的辨听训练

该训练的目的在于提高聋儿对汉语拼音音素的感知和辨听能力，为拼音训练、听说训练打下坚实的基础。

音素、音节训练的教具：拼音、音素卡片；音节卡片。

训练的方法：先进行元音训练。教师要对聋儿进行逐个元音的要领、规则的讲解，并做发音示范让他们反复感知并学会发音。之后教师就可以随机发音使聋儿通过听音、模仿，将相应的卡片挑出来。

辅音不宜作为单独训练内容，主要是由于辅音发音速度快，音量低，其发音要领不容易通过视觉感知到。可以将之与元音训练结合起来作为一个音节来对聋儿进行音节训练，其方法同元音音素的训练。

(4)教师还可以用语言声音如字、词、短语及句子等,让聋儿通过聆听进行听觉的识别

此训练的目的在于进一步增强聋儿对有声语言初步的感知,使聋儿意识到不同的语言声音有不同的意义。

该训练的教具:常见字、词语卡片和有关联意义的图片

训练的方法:教师可先对卡片上的词的意义做讲解,使他们听懂并理解。然后教师将其中的词念出来,让聋儿重复念或做出相应的动作。另外,教师可将有关联意义的图片编成故事讲给他们听,并将每一图概括出一句话,待他们听明白之后,教师可讲出其中一幅图的意义或念出所概括出的句子,让他们将相应的图挑选出来。

听觉的识别训练,需要聋儿认真领会发音要领、规则,当教师做发音示范时要认真听音,仔细分辨并尽量要求他们模仿和掌握发音。因此,环境要安静。另外对佩戴助听器的聋儿,在声增益的调试上要适当。否则,过低则不起作用。过高则会使声音发生失真、畸变,影响辨听,也不利于他们残存听力的充分利用。

4.听觉定位的训练

听觉定位训练的目的在于培养聋儿判断声音方向和声源空间位置的能力。正常儿童4个月后出现听觉定位机能,6个月后这种定向能力才会发育完善。但聋儿丧失听力之后,这种能力也就随之而退化。听觉定位的训练对于提高聋儿双耳的协调性、满足生活安全需要具有重大意义。

训练的主要教具:选用既能控制音量,又能连续发音同时也便于携带的物体如录音机、收音机等。

训练的方法:将聋儿的眼蒙上之后,教师可提着放着音乐的录音机在前边走(可直走,也可弯走),让聋儿随着声音方位的变化而走,录音机的音量可以由高到低进行变化;或者待聋儿的眼被蒙上之后,教师大声喊他的名字,让他判断并指出教师的位置等。

5.听觉记忆的训练

听觉记忆就是接受各种听觉信息(学习)之后,在大脑中留下印象,持续保留一段时间,形成记忆。

在聋儿的康复训练中,必须培养他们的听觉记忆能力,使他们能够记住声音信息及其相应的含义。

在聋儿的听觉记忆的训练中，他们会出现不用心听、听完之后不做相应的反应等现象，这就要求教师在训练之前必须要做必要的知识准备，必须要讲清要求，做示范，反复练习。该训练尽量集中以前所学过的事物和声音。

训练的方法：训练的方法应灵活多样，使聋儿感到有兴趣。如：敲鼓记数、听声拿实物、重复教师的语音和话语等。随着训练的进行，可以适当地延长他们从感受刺激到做出相应反应之间的时间，使他们在这一段时间内要反复默念，或形成听觉表象。

6.听觉选择训练

听觉选择就是在两种以上的声音中，或者在噪声环境中选择听取某种声音的能力，即能够听取希望听到的某种声音的能力。听觉选择训练的目的是培养聋儿在嘈杂环境中的听觉能力，养成聆听的习惯。

训练的方法；让聋儿辨别有干扰声的录音带中的语言内容。有了一定基础后，再让聋儿在日常生活中与人交谈以提高选择性听取声音的能力。

以上我们初步讲述了对聋儿进行听觉训练的具体内容和方法。值得一提的是：方法仅供参考，但不要拘泥于一。教师应根据训练内容和聋儿特点，选择或重新创造、设计新的训练方法和活动方式，以有效地进行听觉训练，使他们的听能得到最大限度的增强和提高。

（二）听觉训练的方法

游戏法：游戏法就是借助婴幼儿感兴趣的游戏活动对聋儿进行听觉训练。

游戏活动的运用是符合儿童年龄特征的。我们知道：游戏是婴幼儿的主导活动。聋儿尽管有听力问题，但他们也处于婴幼儿阶段，具有婴幼儿的年龄特征，因此我们要借助游戏活动达到对他们进行听觉训练的目的；此外，单纯的听觉训练过于枯燥，只有将其与游戏活动结合起来，才能吸引聋儿的兴趣，使枯燥为有趣，能有效提高听觉训练的效果。

在借助游戏活动对聋儿进行听觉训练过程中，应当注意：教师一定要根据聋儿听觉训练的具体内容，精心设计游戏活动，吸引聋儿的兴趣，使他们能够在游戏活动中，听能得到发展和提高；游戏活动不要在短时间内机械重复，即使是重复，在形式上也应有所变化，使他们仍然觉得有新异性；游戏中的声音、发声体，尽量选择生活环境中常见物体发出的，如乐音，有声语言等，使他们在养成注意聆听的同时，通过教师讲解扩展他们的日常生活经验，尽量不选用纯音，更不要选用噪音；游戏中要注重聋儿积极性、主动性的调动。

示范法:示范法就是在聋儿的听觉训练中,针对每一训练的内容和环节,教师必须对他们做示范,以使他们了解训练的意图、内容和要求。

示范法也符合聋儿的身心特点。这是因为,聋儿听力丧失,由于感觉的补偿,使得他们的视觉在生活实践中变得比较敏锐,因此我们要在对他们进行的听觉训练中,要充分利用和发展他们的视觉优势来观察教师所做的示范;聋儿大脑的结构和机能正常,有一定的分析、理解能力,他们能对教师的示范即能看得见,也能看得懂,这也有利于他们思维能力的发展和提高。

示范法在运用过程中,应注意:教师在对聋儿进行示范的同时还应借助语言、动作和表情等配合进行,一方面可以提高他们对有声语言的理解力,同时还有助于提高他们利用各种线索的逻辑判断、推理能力;示范应面向聋儿全体,在距离、高度上应使每一位聋儿都能看清楚。

电化教育:电化教育就是现代化教学设备的运用。为了提高聋儿听觉训练的效果,我们要尽最大可能运用现代化的教学设备,如视觉辅助训练设备、助听设备、视听设备等。

练习法:练习法就是对聋儿已经理解和掌握的声音方面的知识、经验,已经形成的听觉能力,必须进行经常、反复的练习,得以巩固。

练习法的运用适合于聋儿的听觉训练。这是因为:聋儿对声音的感知、对声音方面知识的了解以及听觉方面能力的初步形成,主要是在听觉训练中获得的,不像我们正常人每时每刻都能感知到和获得,必须在听觉训练中使他们对声音反复地感知才能记住,听觉能力才能提高。

讲解法:讲解法就是在对聋儿进行听觉训练过程中,教师要用语言讲解使他们了解训练的内容、目的和要求等,同时也有助于提高聋儿对有声语言的理解能力。

在运用讲解法时,应注意:教师的讲解,声音应洪亮,发音要准确,速度要适中;讲解中要适当借助动作、表情和实物等直观手段进行。

## 三、听觉训练应注意的问题

听觉训练,无论对于训练者,还是对于受训练者来说,都很辛苦,但为了提高效果,在训练过程中,尤其是教师应当做到以下几点:

(一)对聋儿进行听觉训练,一定要为他们提供良好的听环境,避免噪音,选择安静;声音的音量不宜过大,比室内正常说话声稍大为宜;声音应该优美、温柔。

（二）对聋儿进行听觉训练，其前提应当是充分利用其残存听力。若残存听力不佳，则应考虑为他们佩戴适合的助听器。也就是说：接受听觉训练的聋儿，最好能够根据自己的听力状况，选配助听器。对助听器音量的调节和选择，并非声音越大越好，教师应当逐个为他们调节增益旋纽。其原则是：在保证聋儿能够听到声音的前提下，增益越小越好。一方面减少输出声音的失真度，保证对声音、有声语言有较高的辨别度和可懂度。另一方面，可以充分利用并进一步发展他们的残存听力。

（三）听觉训练比较枯燥，为了提高训练效率，一方面教师应当根据听觉训练内容，自行设计游戏和其他教学活动，或对聋儿的正确反应给予适当的正强化，这样可以充分调动聋儿的积极性，吸引其兴趣。另一方面，应当将听觉训练、发音和口语训练有机地结合起来，而不应当单纯地进行听觉训练。因为三者并非彼此孤立，而是协调地、有机地统一在有声语言这一统一体之中的。

（四）听觉训练应每天坚持，一般聋儿在刚开始几天训练的效果不明显，这时教师一方面应当耐心给家长、聋儿做工作，另一方面应当坚持训练，不要放弃。每次训练约 15 分钟左右，不宜过长。因为借助助听器感知声音，即使强度适宜，时间一长也会使聋儿感到不适，引起听觉疲劳，所以每训练 15 分钟，可休息 5～10 分钟再进行。

（五）对聋儿进行听觉训练所用的声音刺激，一定要有实际意义，无论是自然界的声音还是语言的声音，一定要丰富多样，切记用单调的声音比如纯音进行听觉训练。在听觉训练的同时，一定要注重扩展他们的日常生活经验，使他们获得更多的知识。

（六）听觉训练并非教师、学校单方面的任务，还需要来自各方面的协助和支持。因此教师应当尽力说服家长，全力配合学校，对聋儿进行听觉训练的监督和辅导，以弥补学校训练的不足。

（七）聋儿的听觉训练，在对声音的感知理解方面，必须注重对他们听能的挖掘，为他们语言的形成、发展创造条件；务必变“以眼看为主”为“以耳听为主”，变“以看话为主”为“以听话为主”，尽量减少视觉在听觉训练中的参与。

# 第七章　发音训练

## 第一节　发音训练概述

### 一、发音训练的概念

发音训练则是使他们形成和发展有声语言的前提和基础。

发音训练是在听觉训练的基础上，充分利用聋儿的残存听力和其他各种完好感官，通过特殊的发音指导，使聋儿尽可能正确地运用发音器官，掌握音素、音节等的发音要领并形成技能，为语言训练、建立聋儿有声语言体系，发展其语言交往能力，在最少受限制的环境内接受教育，获得知识，回归主流奠定基础。

语言的形成和掌握是人类区别于其他动物的一个突出标志。正是因为人们有了语言，才使得其心理得到正常的发展；彼此之间进行思想感情的交流，达到相互了解；还能扩大生活接触范围和知识面。而对于聋儿，他们虽然有交流、交际的欲望，但由于耳聋使得他们不能及时掌握语言，尤其是有声语言。语言的缺陷致使他们与正常人相比，心理发展水平明显落后。因此，对于聋儿，掌握语言，尤其是掌握有声语言，对他们心理的健康发展和更好地适应社会环境有着至关重要的意义。

由此可见，对聋儿的发音训练是他们掌握有声语言的基础训练，对聋儿进行发音训练是相当有必要的。

## 二、对聋儿进行发音训练的可能性

聋儿具备哪些接受发音训练的可能性条件呢?

(一)聋儿具有交往的内部需要和动机

聋儿虽然听力丧失及由此而导致的语言缺陷,但他们仍然具有同别人交往的欲望和要求,渴望同别人交流以便互相了解。比如:有时候我们看见聋儿同别人打手语,因别人看不懂他们所打的手语的意思而急得直跺脚等。

心理学认为:人一旦产生某种需要,他就有可能趋向于这种需要的满足。因而他们就有可能愿意接受训练达到自如的发音和说话。

(二)聋儿具有正常的智力

聋儿的生理缺陷表现在他们的听觉器官在某部位有病变或损坏,这并不影响他们智力的发展,因为他们大脑皮层的结构和功能与正常人并无什么差异。这样,他们就能够在教师指导下凭借正常的智力水平和助听设备对音素、音节、拼音等的发音进行辨别和分析,掌握其要领和规范,并能有效地对自己的发音和语言活动进行调节。

(三)聋儿有残存听力

据调查发现,绝大多数聋儿有不同程度的残存听力。这样他们就可以充分利用其残存听力(残存听力程度低者可以通过佩戴助听器、电子人工耳蜗等)感知发音,模仿并练习发音,并通过听觉反馈,调整自己的发音。

(四)聋儿除听觉器官以外的其他感觉器官都是健全的。

聋儿的生理缺陷在听觉,而除了听觉之外,他们其他的感觉器官如视觉、触摸觉、振动觉、运动觉等和正常人一样,并无任何损失。因此,在对他们进行发音训练过程中,他们这些完好的器官就可以被充分利用,以补偿听觉器官的缺陷。

(五)聋儿有健全的发音器官

聋儿能否接受发音训练,更重要的应当看他们从生理上是否具备发音的可能条件即他们的发音器官是否健全,若发音器官不健全,其他条件再优越,也是枉然。

从解剖生理角度看,聋儿的发音器官及其功能是健全的,具备发音说话的可能:

1.发音器官

发音是通过发音器官发出来的,从解剖生理学角度来看,人类并没有专门的发音器官,人类的发音器官则属于呼吸器官和消化器官。

发音器官主要包括声门下系统、喉部和声门上系统三部分。

(1)声门下系统:

声门是指左右两声带围成的空间。

声门下系统,包括气管、支气管、肺、胸廓、呼气和吸气肌肉群及膈肌等呼吸器官。其功能除了维持机体的新陈代谢的呼吸活动之外,还是发音的总动力来源,为语音提供能量。

(2)喉:

喉位于颈前部,上接咽部,下接气管。喉是由软骨作支架,以关节、韧带、肌肉连结构成的空腔,叫喉室。

喉室内有左右两根声带,声带的前端由声带突固定而靠拢,后端可作分开和闭合活动。

声带有四种活动情况:声带紧靠,声门关闭,气流从声门缝隙中挤出来,振动声带,发出一种只有音高变化的、类似蜂鸣声的声带音,这是发一般元音、浊辅音和乐音的来源(正常发音);声门大开,声带不振动,这是发清音时的声带状况;声门后部1/3的声带不闭合,而前部2/3则闭合并振动,这是发气嗓音;声带整体闭合十分紧密,致使声带后部无法振动,只有前部的振动,这是发紧喉嗓音。

(3)声门上系统:

声门上系统俗称共鸣腔,包括咽腔、口腔和鼻腔等共鸣器官。共鸣器官能够对从喉部发来的声音放大。

口腔包括舌、软腭、唇等构音器官,舌的活动性最大。其功能是通过这些器官的位置和形状,对从喉部发出的、经过共鸣放大的声门音或不带嗓音的音进行调制,形成不同的语音。

2.语音的形成

人通过呼吸运动(绝大部分汉语语言是在呼气过程中发出),使气流由肺通过气管、支气管继续向上,同时与气管、支气管磨擦,产生很微弱的磨擦声。当通过喉部的声带时,一方面经磨擦又形成声音,另一方面,气流上升引起声带振动并与之产生共振,使声音增强,这种增强的声音仍然很微弱。继续向上经过口腔、鼻腔,声音与这些共鸣腔产生共鸣,使声音再一次得以增强,这次增强的声音足以使人们听到，再通过在大脑支配下，口腔部的舌、唇、软腭、下额等构音器官的有意识的运动及其状态，可以产生不同的字音，形成不同的音色，成为有声语言。

3.影响语音质量的因素

(1)声带每秒振动的次数即频率。

声带每秒振动次数多，则音调高，反之则低。而声音振动频率则受以下四种因素的影响：①声带的长度，声带越长，振动频率越低，音调越低。一般地男同志声带长，女同志声带短；②声带厚度。一般地声带厚、振动频率慢，音调低；③声带紧张度。声带紧张度高，音调越高；④声门下压。声门下压升高，音调会提高。

(2)声带振动的幅度。

声带振动的幅度是由呼出气体的压强大小决定的。压强大，声带振动的振幅大，音量则高。除此之外，其他的如声门下压、声带阻抗力、声带振动形态等。对音量也均有一定的影响。

(3)发音器官的各部分的解剖特点

对于聋儿，由于发音器官各部分的结构正常，因而其功能则正常。这样他们就能通过发音器官发音。然后通过大脑皮层有意识的调节，可形成不同的音色。

## 第二节　发音训练的内容和方法

### 一、发音训练的内容和方法

发音训练可分为七个方面的训练，通过这些系统训练，可以使聋儿学会并掌握各种正确的发音并形成技能：

(一)呼吸与控制训练

呼吸分两种：一种是维持机体新陈代谢的呼吸，称安静呼吸或自然呼吸。这是一种自律性的生理活动，主要靠肋骨的运动来实现，是在自然状态下完成的；这种呼吸浅而弱，自然均匀，是人类与生俱来的能力，不需要专门训练；呼气过程和吸气过程大致相同；呼吸速度快，16～20次/分钟。另一种是用于发音需要的呼吸称发音呼吸，又称语言呼吸。这种呼吸受发音人意识的控制和感情的参与;是高层次的呼吸,要求吸气要深,呼气时间要长,并且对呼出的气流量要有所控制;呼吸速度慢,8～10 次/分钟。因此必须经特别训练才能掌握。正常人在语言学习的初始阶段,就在同时学习语言呼吸的调整和控制了,例如幼儿刚开始学说话时,会有不均匀的间歇、重复,目的就是为了调整气息,这就是语言呼吸的调整和控制。聋儿安静呼吸没有问题,但由于长期没有有声语言的刺激和训练,不善于协调和控制这种发音呼吸,表现在说话时,呼吸短促,一字一呼,发多个音节时,气量不足,不善于控制呼出的气流,也不善于在说话过程中停顿和换气。为了使他们说话时气流处于自如控制的状态,达到能够清楚地说话,首先必须进行呼吸训练。

呼吸训练包括三个方面:

1.胸腹联合呼吸法

胸腹联合呼吸法训练的目的在于让聋儿掌握正确的呼吸方法,吸气尽量深而足,呼气尽量平缓而均匀。

训练方法:吸气时,口鼻并用,吸入大量气流,感觉到胸部和腹部逐步扩展,小腹略收,控制住气流。呼气时,将气流缓缓呼出,小腹肌随之放松。

2.吸气训练

训练目的:有效地训练聋儿吸气肌肉群的力量以及发音呼气时吸气肌肉群的配合、协调能力。

训练方法:

(1)在手绢上洒香水,让聋儿闻,这是吸气练习。

(2)让聋儿模仿不张大嘴的打哈欠,然后让气流自然流出。

(3)让聋儿模仿抬重物的动作,先吸一口气,不要马上将气流放掉,最后使气流缓缓呼出。

(4)结合呼吸锻炼操进行训练:吸气时,两手缓缓向前、向上伸,直至头顶,然后呼气,同时将两手缓缓向下自然垂直。

3.呼气训练

呼气训练的目的是有效地训练聋儿呼气肌肉群的力量以及发音时气流平稳而均匀地呼出。

训练方法:吹蜡烛,要求聋儿一口气吹灭;要求聋儿用一口气缓缓地吹,使烛光轻轻晃动,不要吹灭。除此之外,还可以吹气球,吹纸青蛙、吹口哨等,这就是呼气练习。呼气练习还可以锻炼聋儿肺活量和发音器官,使聋儿进行发音说话训练时，做到有力而不气喘。

(二)呼吸与声带配合训练

学会了自如呼吸只是具备了发音说话的基本条件，而呼吸与声带振动的协调配合才是发音说话的基础。在发音说话中声带的作用十分重要。声带是发音说话的声源，如何在呼吸时促使声带振动发出声音，如何培养聋儿在发音说话时正确地使用声带和控制气流的能力，是发音训练的重要内容之一。

1.触觉感知训练

训练目的：感知发音时声带的振动

训练方法：教师在发音时，让聋儿将手放在教师的喉部，感受声带的振动；指导聋儿将手放在自己的喉部，根据有无振动来辨别是否发出音来，直到能发出正确的语音(主要是元音)。

2.长音、短音训练

训练目的：训练声带自由调节音的长短。

训练方法

(1)在地上画一条长线，让聋儿一边发"a"的音(或其他元音)，一边沿直线向前走，音停，脚步随之停，并在停处画一记号，使聋儿知道自己发的音有多长。每天让聋儿在这条线上进行训练，可使聋儿知道自己的发音是否有进步。

(2)用鼻吸入饱满气流之后，开始从1往下数，直到一口气用完。这样既锻炼了呼吸，又锻炼了口腔肌肉动作的敏捷性和灵活性。达到一定的控制能力之后，可以选用一些字或词变化较多的材料进行练习。如：一口气说数字"1、2、3、4、5、6……"或发元音"a/o/e/i/u/ü"等，直到气流呼尽为止。

(三)口腔训练

口腔是发音器官中最重要的共鸣器官和构音器官。从喉部发出的音的音量，经过共鸣器官增大，通过唇的开合变化、齿和舌位的造型变化从而发出不同音色的音。聋儿的构音器官长期缺乏发音运动，双唇、舌头相对僵硬，运动不灵活，幅度小，程度不同地存在着构音障碍，常常发音不准、不全，影响发音的准确性和清晰性。为改变这种状况，要对聋儿进行口腔各部位的训练，以达到口腔各部位在发音中快速配合，协调发音。

1.舌部训练

舌头是发音器官的一个重要部分。由于耳聋使得聋儿的语言发展缓慢，舌头运动少，舌部肌肉由于得不到运用而僵硬、不灵活，或发音速度跟不上，致使有的音发不出来,或者发音不准确,所以对聋儿进行舌头训练很有必要。

舌部训练的目的:使舌头在口腔内活动灵活、快速、准确地活动,以符合语音中舌头位置的快速造型和节拍速度的需要。

训练方法:锻炼舌头及肌肉的灵活性,通过三节舌体操完成。

第一节:舌尖用力顶左腮,顶得越鼓越好,然后再用同样方法顶右腮,一左一右,反复多次。

第二节:舌尖向口外慢慢伸,伸得越长越好,然后迅速缩回,反复多次。

第三节:舌尖顶住上齿龈,舔着上腭往后钩,钩得越深越好,但不要把舌头抻疼,然后舌尖舔着上腭慢慢恢复原位。

做舌体操,可以用鼓点或音乐伴奏,同时让聋儿拍手点头,以提高兴趣。

2.双唇与唇齿训练

讲话时,嘴唇可圆可扁,可撮可伸,通过这些不同的运动可产生不同的语音。聋儿在学语言中常常表现出嘴唇位置不对或嘴唇活动无力。针对聋儿这一特点,对聋儿要进行双唇和唇齿训练,目的是使双唇运动有力、灵活,便于控制,为语言学习打好基础。

训练方法:通过三节口部体操完成。

第一节 张口练习:上下唇打开,舌头平放其间,然后后缩,闭口,上下唇合。这节操可以克服聋儿发音时口紧的毛病。

第二节 双唇练习:双唇闭合,向前突出,然后自然地恢复原状。这节操可以帮助聋儿锻炼双唇力量,使双唇有力,发好双唇元音。

第三节 口部肌肉练习:口张大张圆,依次逐渐变扁,合拢,在做这节操时可让聋儿自由发出声音。

第四节 碰唇练习:上下嘴唇轻轻碰,发出“ba/pa/ma/fa/da/ta/na/la/ga/ka/ha”等的音节,为发双唇音打基础。

(四)鼻音练习

鼻音练习是为让聋儿体会到气流从鼻子中通过的感觉,为发好鼻辅音打下基础。

其练习方法:

1.鼻音哼唱

教师在发鼻音时,让聋儿摸教师的鼻子,从而体会到气流从鼻腔通过时的感觉,之后进行模仿。

2.学动物叫

让聋儿模仿动物牛、马、羊的叫声，若发不好时，教师可以示范，同时让聋儿将手放在教师鼻子一侧，体会气流通过鼻子时的感觉，然后再模仿，逐渐达到去掉手指，也会发出这些音。

(五)嗓音练习

多数聋儿长期不使用嗓子发音，即使使用，发出的音也是又尖又怪。在接受发音训练之前，聋儿一般不注意发音时声带的振动，如果没有声带的振动，就无法说话。因此在对聋儿进行呼吸、舌头、口部训练时，应当对他们进行嗓音训练。这种训练有助于使他们学会用发音器官发音，消除紧张，实现发音正常、自如、嘹亮。

1.进行嗓音训练，最好要从 ɑ/o/e/i/u/ü 开始。

2.因为元音、辅音是构成字音的基本因素，所以嗓音训练中还要注意元音、辅音结合训练。

3.如果聋儿年龄偏小(0～3 岁)，不要过早地让他们进入正规的嗓音训练，可以选择一些拟声词让他们练习。这样既可以提高他们的兴趣，又能为规范的嗓音训练打下基础。拟声词如：

打枪声：pɑ/pɑ/pɑ

马啼声：dɑ/dɑ/dɑ

鼓声：dong/dong/dong

火车：wu/wu/wu

汽车：di/di/di

……

(六)音素、声母、韵母和音节的训练

音素训练是口腔训练的继续，音素的不同组合构成不同的音节。聋儿学习发音，首先要从最基本的、最单纯的音素训练开始，这是音节训练的基础和保证。

音节是语音的基本单位，是语音中能够自然感知的最容易区分的语音单位。一般地，一个汉字就是一个音节。一个汉字如 guang(光)就是一个音节。但音节不是语音的最小单位，音节是由音素组成，汉语的一个音节可以是一个音素如 ɑ(阿)，也可以由几个音素组成如：guang(光)中含有 g/u/ɑ/n/g 五个音素，音素是语音中分析出来的最小单位。

音素分为两类：元音是发音时气流振动声带，出声门后在口腔通道不受发音器官任何部位阻碍而形成的音，只要口腔开合、舌位升高或口唇阔展的适度就能发出，如 a/o/e/i/u/ü；辅音是指气流在通过口腔或鼻腔时，受到发音器官不同部位的阻碍，发出的声音不响亮的音，如 b/p/m/f/d/t/n/l 等。

现代汉语中，音节分为声母、韵母和声调三部分。音节前的部分是声母，声母都是辅音，辅音中除了 ng 之外都可以做声母。音节的后部分是韵母，韵母的主要组成部分是元音，其中只有一个元音字母的是单韵母，由两个或两个以上元音字母组成的是复韵母，还有一种复韵母是元音字母加上鼻辅音构成的韵母如 iong/eng 等。声调是汉语的特点，是整个音节的音高，具有辨义功能。

1.韵母训练

一个汉字音节中声母后面的成份是韵母。韵母至少要有一个元音，也可以有几个元音，或元音之后再加辅音。由几个音素组成的韵母又可以细分为韵腹（主要元音）、韵头（又称介音）、韵尾。韵母中开口度最大、发音最响亮的元音叫韵腹；处于韵腹前的元音如 i/u/ü 等叫韵头；韵尾是韵母的收尾部分，也是处于韵腹后的音素，可以是元音，也可以是辅音。如官 guan 这个音节中，g 是声母，uan 是韵母。韵母 uan 中，a 是韵腹，u 是韵头，n 是韵尾。

普通话韵母共有 39 个，按结构可以分为单韵母、复韵母、鼻韵母。

由一个元音构成的韵母叫单韵母，又叫单元音韵母。单元音韵母发音的特点是自始至终口型不变，舌位不移动。普通话中单元音韵母共有 10 个：7 个是舌面元音，3 个是舌尖元音。

由两个或两个以上元音结合而成的韵母叫复韵母，复韵母也可由元音组成，也可由元音与辅音共同组成。普通话共有 13 个复韵母：ai/ei/ao/ou/ia/ie/ua/uo/üe/iao/iou/uai/uei。

由一个或两个元音后面带上鼻辅音构成的韵母叫鼻韵母。鼻韵母共有 16 个：an/ian/uan/üan/en/in/uen/ün/ang/iang/uang/eng/ing/ueng/ong/iong，其中含有 n 的韵母叫前鼻韵母，含有 ng 的韵母叫后鼻韵母。

教师要借助直观手段讲清各个韵母的发音要领，并通过做示范使聋儿看清各个元音在发音时舌头在口腔中的位置，嘴唇的形状等，然后让聋儿照镜子模仿发音，教师要用压舌板、筷子等工具帮助他们纠正舌位。

在指导聋儿发韵母时，应先指导发准 i/a/u 三个韵母，然后在 i 的基础上

口撮圆便发出 ü,在 u 的基础上舌稍降发出 o,再在 o 的基础上展唇发出 e。

2.声母的训练

(1)声母及分类

所谓的声母是处在音节开头的辅音。汉语拼音中的 22 个辅音除 n/ng 之外,都可以做声母。n/ng 是例外,n 既可以出现在音节的开头,也可出现在音节的末尾,因此也可划入普通话的声母系统。ng 只能出现在音节的末尾,不能划入普通话的声母系统。这样,普通话的声母系统的数量就比汉语拼音的辅音系统少一个。

普通话的音节不都是由辅音开头,有一些是由元音开头的,如 an/en/er/yan/wei 等,我们把这一类由元音开头的音节叫零声母音节。这样,普通话的声母系统就由 21 个辅音声母加上零声母的,共 22 个类型。

可根据发音部位和发音方法加以区分,以掌握要领,进行训练和练习。

发音部位是指气流在口腔中受阻的部位,有 7 种:

①双唇音:上唇和下唇形成阻碍。如:b/p/m;

②唇齿音:上齿和下唇形成阻碍。如:f;

③舌尖音(舌尖中音):舌尖和上齿龈形成阻碍。如:d/t/n/l;

④舌根音:舌面后部和软腭形成阻碍。如:g/k/h/ng;

⑤舌面音:舌面前部与软腭形成阻碍。如:j/q/x;

⑥翘舌音(舌尖后音):舌尖与硬腭形成阻碍。如:zh/ch/sh/r;

⑦平舌音(舌尖前音):舌尖遇上齿背形成阻碍。如:z/c/s。

按发音方法,如发音时构成阻碍和克服阻碍的方法、气流强弱的情况以及声带是否振动等几个方面,又可以将声母进行以下分类:

根据受阻时气流的强弱不同,声母可分为:发音时口腔送出气流较强的送气音,如 p/k/t/q/ch/c;发音时口腔送出气流较弱的不送气音,如 b/d/g/j/zh/z。

根据声带是否振动,声母可分为:发音时,声带不振动的清辅音,如 b/p/f/d/t/g/k/j/q/x/zh/ch/sh/z/c/s 和发音时声带振动的浊辅音,如 m/n/l/r。

根据发音时气流形成的阻碍和克服阻碍的方式,声母可分为:发音部位紧闭,气流通路完全阻塞,然后突然打开,爆发而成的塞音如 b/p/d/t/g/k;发音部位没有紧闭,让气流从窄缝中摩擦出来,通过摩擦而成的擦音如 f/h/x/sh/r/s;发音部位先紧闭,然后稍松开,让气流摩擦出来,气流冲开小缝挤出而成的塞擦音，如 j/q/zh/ch/z/c；发音部位紧闭，软腭下垂，鼻腔通道打开，气流从鼻腔通过而成的鼻音，如 m/n；舌尖抵上齿，气流从舌尖两边流出而成的边音如 l。

(2)声母训练的方法

教师要借助直观的手段向聋儿讲清每一声母的发音要领，要根据声母发音时气流在口腔中受阻的部位，送气不送气，声带振动不振动等，充分利用他们的视觉、触觉、动觉等辅助手段，体会并掌握发音要领，并反复练习。

①声母送气不送气或者说声母发音时，气流从口腔送出时是强还是弱，可以充分利用聋儿的视觉、触觉，比如用蜡烛、纸片或者用手来感知气流有还是没有，是强还是弱。交替发送气音与不送气音，通过感觉来体会气流的变化。

②教师在发音示范时，要使聋儿掌握这些声母发音时声带是否振动，就应当充分利用其振动觉。让他们将手放在教师的喉部声带处，感知振动情况，这样可以掌握发音要领。

③发鼻音时，让聋儿将左手大拇指和食指放在鼻翼两侧，交替发 m－b/n－d/n－l 三组音，体会口音与鼻音的区别，发鼻音时手有振动感，发口音时则没有。

④分辨 n 与 ng，学发舌根音，要领可视性很差，不容易掌握，需教师耐心讲解发音要领，认真做示范，让聋儿认真练习，同时教师给予认真矫正。

音素训练中声母掌握是一个难点，为了帮助聋儿学好声母，应注意几个问题：

①根据聋儿发音的客观发展规律安排教的顺序和提出要求。有些音，聋儿在很小的时候是发不出来，不要强求。有的专家提出儿童不同年龄能发出的声母的发展过程如下表 7－2－1：

**表 7－2－1　儿童不同年龄能发出的声母**

| 年龄 | 3.5 | 4.5 | 5.5 | 6.5 | 7.5 |
|---|---|---|---|---|---|
| 能发的声母 | b/p/m/w/h | d/t/n/g/j/ng | f | zh/ch/l | z/s/ch/r |

②在训练过程中会发现，教聋儿发一个音素的音很困难，但他能说出含有这个音的词，如发不出 g，但能说出“guɑ”，“guɑng”。因此，可以用词来引导他们发音，将发音训练同拼音、词汇联系起来，同时，这也可引起他们练习的兴

趣。

③在此列举汉语拼音中21个声母的发音部位,方法要领如下:

b—上下唇紧闭,不送气

p—上下唇紧闭,送气

m—上下唇紧闭,不送气

f—下唇接触上门齿,送气

d—舌尖抵齿龈,不送气

t—舌尖抵住齿龈,送气

n—舌尖抵住齿龈,不送气

l—舌尖抵住齿龈,不送气

g—舌根上升抵软腭,不送气

k—发音部位同g,送气

h—舌头上升接近硬腭,送气

j—舌面上升抵硬腭,不送气

q—发音部位同j,送气

x—舌面上升接近硬腭,送气

zh—舌头抵硬腭前部,不送气

ch—发音部位同zh,送气

sh—舌尖翘起接近硬腭前部,送气

r—发音部位同sh,不送气

z—舌尖接触上门齿背,不送气

c—发音部位同z,送气

s—舌尖接近上门齿背,送气

总之,声母虽然是发音训练的难点,但只要能科学地利用聋儿各种器官的辅助作用,通过有效的训练,他们是可以学会的。

3.音节拼读训练:

聋儿学习和掌握了声母、韵母的发音并形成了技能,这并没有什么实际意义。只有进行将声母、韵母组合起来的音节训练,才真正有实际意义,因为音节是汉语语音的基本单位。只有掌握了音节,才真正具备交际的技能,进入实质性的交际。

对聋儿进行音节拼读训练比音素训练难度更大,这是因为汉语语音音节的声母、韵母发音位置有前后、高低之分，发音方法上有送气不送气等之别，这无疑给拼读带来一些困难。虽然音节拼读有一定的规律和技巧，但这些规律和技巧要全部掌握有一定的难度，必须经过大量的练习才能完成。所以拼读训练比单纯的声母、韵母训练要难得多。

普通话的声母系统就由 21 个辅音声母加上零声母构成，共 22 个类型。普通话有 39 个韵母。

上述声母与韵母可拼成 417 个音节。若将声调计算在内，则有 1202 个音节。

(1)音节拼读训练的目的：使聋儿掌握汉语普通话的基本音节，一方面为交际、看话和说话做准备；另一方面为进一步学习汉字打基础。

(2)音节拼读训练的方法：

①两拼法

声母 + 韵母→音节，拼读要领：前音轻短后音重，两音相连猛一碰。声调可采用韵母带调法即声调先与韵母拼合，然后将带调的韵母与声母做第二次拼合。如：p + īng→pīng。此方法适用于初学者和拼读能力较差者。

②三拼法

声母 + 韵头(介音) + 韵母→音节，拼读要领是：声短、介快、韵母响，三拼连读很顺当。此法适用于声母与带有介音的韵母的拼读。如：zh + u + àng→zhuàng。声调的拼法与两拼法相同。

③声介合母拼读法

(声母、介音) + (韵腹、韵尾)→音节，拼读要领是：先将介音与声母拼合，然后将声介合成的音再与韵母做二次拼合。如：zhu + àng→zhuàng。声调的拼合与两拼法相同。

④支架法

支架法是一种声、韵母拼合训练法。拼读要领是：在拼读时，先将声母的发音部位找准并摆好发音架势，将发音气流调整好，紧接着将韵母冲出，一口气拼读成功。如 ba，声母 b，不用发音，只需双唇紧闭，做好发“b”的准备，紧接着发 a 的音，就成了 ba 的音节。简单的说，拼读要领是：声母支好架，韵母紧跟之，声韵一口气，拼对没问题。这种方法要求聋儿能对普通话中 39 个韵母非常熟悉，达到熟练的拼读水平。

如果对声母、韵母掌握的不够熟练，一时不能掌握这种拼读法的要领时，可先复习一下韵母的发音，然后再用支架法。

支架法发音的关键在于：a. 指导聋儿做好发声母的准备，将唇舌摆在恰当部位；b. 直接发出韵母。

⑤音节本位教法

音节本位法即直呼音节法，就是不用声韵临时现拼，直接拼读出整个音节。教聋儿直接拼读普通话四百多个音节（若加上声调约有 1200 多个音节），这种方法的重点是放在音节的直接拼读上。

这种教法的优点：不需要学声母、韵母和声调的拼合技巧，省去了一些学习步骤；直接拼读音节，提高了聋儿学拼音的兴趣和积极性。

其缺点是：集中在短时间内，认读大量音节，有一定的难度。

4. 声调训练

汉语语音中的声调在汉语中有区别意义的作用，若没有声调，音节相同时发出的汉语语音千篇一律，很难使对方理解和明白。因此，要使聋儿能准确地理解别人的有声语言，自己也能够说出让别人听懂的话，达到相互交流的目的，只进行音节的拼读训练和练习还不够，还必须在此基础上学习声调和进行声调训练，这才真正是汉语，才能进行真正的交谈。

普通话中声调有四个调类，分别叫一声，二声、三声和四声，也可称阴平、阳平、上声、去声。

正常人学习声调完全依赖听觉，因为声调的变化是靠声带控制的，而这种控制是看不见、摸不着的，因此无法通过视觉、触觉等手段来帮助学习，其调节主要靠的是听觉反馈。这样看来，聋儿对声调的学习就显得非常困难。

有人发现：聋儿对声调最容易掌握的顺序依次是：阴平、去声、上声、阳平；还有人发现：采用元音进行声调训练，聋儿学习的效果好，而将声调带入音节时，有些声调就不能掌握，这可能与发音时需要声母、韵母和声调的配合的难度增加有关。

汉语声调中的轻声和连续变调，对聋儿来说就更加困难。

(1)声调训练的目的：

能够区分并学会发四声，为将来说话准确，更好地运用有声语言进行交流打好基础。

(2)声调训练的方法：

①由于学习声调无法依靠视觉和触觉，所以充分利用聋儿的残存听力就

显得尤为重要。即使是对于重听聋儿,也必须在佩戴合适的助听器后让他们仔细感知并分辨四声的不同,然后进行模仿和练习。

②先教聋儿发阴平和去声,然后再学阳平和上声,因为上声是曲折调,变化多,故应放在最后学。

③教聋儿声调时,以右手书空声调有利于聋儿把握声调,发准声调。书空要强调动作准确,阴平要求动作平直、匀速;阳平和去声要求动作迅速有力;上声要求方向正确、连贯。另外,书空时一定做到手到音到,口手一致。

④画图法。为了帮助聋儿形象直观地学习声调,教师可以用画图的方式进行声调教学。例如用汽车爬山坡来比喻四声变化,并配以顺口溜:

一声汽车平地开"—",二声汽车上山坡"/",

三声下山又上山"V",四声汽车下山坡"\"。

对于有潜力的学生,要尽量挖掘其潜能,发准四声;对学习声调确有困难的学生,则不必强求,可适当放低要求,只要学生有声调的概念 能认识和辨别四声就可以了。

(七)正音

聋儿在掌握了音素、音节的拼读和声调之后,他们就可以在实践中反复练习。同时,也可以通过拼读认识更多的汉字,扩充词汇量。但是在他们初次学习各种发音或对各种发音进行反复练习过程中,会发现有些音他们发不准,甚至于发不出来,发音时舌、齿的位置及口型不对,或者缺少音调变化等一系列问题。有经验的语训教师根据自己的语训实践认为:聋儿最难掌握的声母是z/c/s/zh/ch/sh/r,单韵母是u,复韵母中以i/u为韵头的高频复韵母的发音,前后鼻韵母的发音等。究竟为什么会出现这些问题呢?正常人在学习发音的是否也有上述问题呢?

我们正常人听力正常,虽然在正式学习发音、拼音时或多或少地会出现上述这些问题,但由于有正常的听力,因此可以通过听觉反馈将自己的发音与老师的发音进行比较,能发现自己发音的错误和问题所在,从而可以自我纠正和调节发音的各个部位,这说明发音训练与听觉有密切的关系。而对于聋儿,由于缺少听觉反馈,因而对自己发出的音感受不到,因而不能像正常人那样对自己发音的错误进行自我纠正,这样就只能通过教师,家长来帮助纠正,这一过程就是正音。

聋儿发音常见的问题有:

发音问题:增音即增加不应有的音素;减音即应有的音素发不出来;歪曲或替换即把一个音发成另一个音,尤其是发辅音容易出现这一问题。

声音问题:音高平直、假声、声音过弱、构音器官位置等要领不正确等。

呼吸问题:说话时呼吸急促,不会把握适度的音量,不善于在语言过程中换气和停顿,缺乏流畅感。

正音对于聋儿相当重要,若对聋儿发出的音不予以纠正,那么他们的发音、说话也许就只有教师一人明白,而其他人则听不懂,只能通过其表情、动作等进行猜测。这样就达不到真正意义上的交流,甚至还会影响到他们的个性发展。而正音又是一个比较复杂的工作,要想做好对聋儿的正音工作,教师应当具备以下条件:

1.对于汉语拼音的每一音素(元音、辅音)的发音要领、舌、唇、齿的位置、形状等既能结合发音部位解剖图在理论上准确讲解,又能对发音做到准确无误,同时还应会恰当使用压舌板,镜子、勺子等发音正音教具。

2.具有较高的听觉辨别能力。

对于聋儿的发音,能够迅速判断正误,迅速找出病症所在。是口型问题还是舌齿的位置问题等,在此基础上才有可能给予正确的纠正。

3.正音时应当能自如地利用聋儿的各种感官。

在正音过程中,应当调动、利用聋儿的各种感官,若其发音的错误在口型,则应让他们通过镜子观察自己发音时的口型,并与教师发音时的口型进行比较并纠正。若是声带的振动问题,则应在自己发音时让他们用手触摸自己的喉部,从而感知声带振动的情况。也就是说,教师应当熟练地通过运用上述教学工具,借助聋儿的各种感官来帮助正音。

对聋儿进行正音是一个很复杂的问题,需要有一个坚持不懈的过程,不能一蹴而就,家长和教师都不能急于求成。要想让聋儿说出清晰的语言,首先应当最大限度地运用听觉和听觉反馈,其次是在任何情况下都要使聋儿养成正确发音的习惯,在学习和生活中帮助聋儿进行正音。

在整个发音训练过程中,不可忽视对聋儿残存听力的利用和合适助听器的选配。语音的学习与训练在很大程度上依赖于聋儿的听觉和听觉反馈,只有聋儿佩戴了合适的助听器,才有可能听到声音,形成听觉反馈,才能认真辨听教师和自己的发音,不断调整、控制自己的发音,在发音学习中取得真正的、长足的进步。

## 二、发音训练过程中应注意的问题

发音训练是一项很辛苦的但也是具有开创性的工作。如果发音训练效果好，那么对于有声语言（口语）的掌握，无疑将是一个很重要的前提和保证。

根据这部分教学内容的特点和聋儿的实际情况，反映在聋儿发音训练过程中，教师应当注意以下几个问题。

（一）教师一定要对发音训练充满信心

聋儿在接受训练前，由于听力存在障碍，因而不能进行规范的发音，发出的音尖声怪调。要在这么一个水平上，使他们准确掌握汉语拼音音素拼音、音节，尤其对于初涉聋儿康复的工作者来说，简直近乎不可想象。因此教师一定要对聋儿的发音训练树立信心，要有高度的事业心和责任感，要坚持每天进行，要与他们的日常生活结合起来进行，这是取得成效的必要前提。许多成功的事例都能说明这一点。

在训练过程中，你会发现聋儿会在你的训练下有较快的进步，你可能也会沉浸于他们惊人的进步的喜悦中，但随着训练内容的难度的增加，有可能会出现进步不明显，或停滞不前，甚至还会有明显的倒退，这就是学习中的高原现象。出现这种情况是正常的，我们一定要充满信心，不要气馁，随着训练的持续进行和双方的共同努力，他们会顺利地度过这一阶段的。

（二）发音训练必须首先要训练聋儿具有一定的模仿能力

聋儿学习发音，主要应当充分利用他们的残存听力，在讲解的基础上对教师的发音进行模仿；其次才是要充分利用他们其他完好感官的参与，因此必须要对他们进行模仿能力的训练，要学会认真地、集中注意力去倾听，在此基础上去认真地辨别。在模仿能力训练的初期，可以适当地运用一些强化措施。

（三）在发音训练中，教师一定要将聋儿的各种感官都充分调动起来

大部分聋儿都有残存听力，这对于在发音训练中形成听觉反馈，有效地正音有着相当重要的作用，教师在对聋儿发音训练时一定要充分利用其残存听力。

在利用聋儿的残存听力无法使他们掌握发音要领时，教师可以充分利用他们发展完善的其他感官参与发音训练如利用他们的视觉观察发音时气流较强的发音要领；利用他们的触摸觉去感受发某些音时气流通过鼻腔的感觉；利

用他们的振动觉使他们感受发音时声带的振动等。

(四)寓训练于游戏和活动之中

发音训练既是辛苦的工作,又是十分枯燥的工作。教师有时候也会感到无聊,更不用说作为被训练者的、处于学龄前阶段的聋儿了。因此在训练中,教师一定要根据发音训练的具体内容,设计一些活动和游戏,吸引聋儿的学习兴趣。如学“a”,可做大夫给病人检查嗓子的游戏,让聋儿发“啊”的声音;学“u”,可以用火车玩具,开动时发“呜”的声音停下来时,火车也就停了下来。如此等等。这样调动了他们的积极性,使他们在轻松愉快中练习和掌握了发音而不感到枯燥和紧张,大大地提高了训练的效率。

(五)反复练习

发音训练,不仅是使他们从理论上掌握发音要领,而且更重要的使他们真正掌握发音的动作技能。心理学认为:动作技能是通过反复地练习而巩固下来的。因而在讲解发音规则、发音要领的同时,更应当让他们练习,反复练习,每天练习。只有经过坚持不懈的练习,他们才能掌握发音要领,形成熟练的发音技能。

(六)教师一定要说服家长密切配合,积极参与

在聋校或康复中心,教师会按计划选择内容,有步骤、分阶段地对聋儿进行发音训练,使他们掌握发音要领、规则,通过练习形成发音技能。但他们在学校或康复中心的时间有限,绝大部分时间还是待在家中,这就是说家庭应当成为配合对聋儿训练的一个有利条件和因素。大多数家长觉得自己对孩子无能为力,或认为这些事都是学校教师的,自己没时间参与也没必要参与,因而对孩子的情况不闻不问,这是错误的。这就要求教师应当向家长传授一些必要的康复知识,说服家长要协助、配合学校的教育训练,督促他们练习,辅导和纠正他们的训练,共同完成对聋儿康复训练的任务。只有这样,才能使他们有较快的进步。

(七)发音训练要同听觉训练结合起来

听觉是学习有声语言的重要途径,在发音训练时,要充分利用聋儿的残存听力,要在辨听的基础上练习发音,既能提高他们的听觉能力,又能让他们学会有意识地利用听觉反馈学习和纠正自己的发音,不要将这两种训练割裂开来,分阶段进行。

(八)发音训练应和认字识物、语言发展结合起来

单纯的发音训练，既枯燥，而且意义不大。因此在发音训练中应当结合认字识词，既让他们学习了发音，同时伴随着聋儿发音练习，教师又讲解这些发音所对应的物体等相关知识，使他们认识了事物及其名称，扩展他们的生活经验。

1. 发音训练应和认字相结合。比如在发“ma”音时，应将“马”的字卡片拿出来，让他们反复练习发音和观察事物（马的图片）、字形（字卡，这样可将三者在他们大脑中建立暂时神经联系。否则单纯学习“ma”的发音，其实际意义和价值是微忽其微的。

2. 发音训练应和认识事物相结合，在嗓音练习中，如发 di di di……的音、在这时拿出汽车模型或图片来辅助，在此基础上还要讲解交通安全等。这样，无意义的“di di di”就与汽车的“笛笛”声联系起来，一方面提高他们的兴趣，另一方面也学会了发音，认识了汽车这一事物，同时也增加了他们的生活经验。

3. 发音训练要和语言训练结合起来，做到音不离字，字不离词，词不离句。在有意义的环境中练习发音，可以提高聋儿发音训练的主动性和积极性。

# 第八章　语言训练

## 第一节　语言及聋儿的语言状况

### 一、语言

(一)语言的概念

语言是一种客观存在的社会现象，是人们在社会生活中形成的一种约定俗成的符号系统。它是以语音或字形为物质外壳，以词汇为基本材料，以语法为结构规则而构成的符号体系。

语言是一个规则系统，又是一个民族的标志，不同的民族有不同的语言，它的语音、字形、字义、词汇、句子、篇章，层层都有规则性，也是同一民族内部成员之间形成共识、达成默契的即约定俗成的。这一系统的规则深深地印入了该民族成员头脑内部。

语言具有社会性和相对的稳定性。

语言活动包括两方面：语言的表达，主要通过语言运动分析器的活动实现的，如口语表达即说和书面语的表达即写；语言的感知（语言的印入），主要是通过语言视觉分析器和语言听觉分析器的活动实现的，如对口语的感知即听和对书面语的感知即阅读。

(二)儿童语言获得理论

1.行为主义的语言获得理论

行为主义语言获得理论的代表人物是美国心理学家斯金纳。他认为人类的语言同其他行为一样,是对外界刺激的一系列反应,是通过模仿和强化逐渐形成的。这种理论强调语言获得过程中后天环境的影响作用,认为语言是后天学习获得的。这一观点为聋儿早期语言康复训练的有效性提供了理论依据,并提示我们在对聋儿语言康复训练过程中应巧妙地运用示范、强化、练习及评价等方法,可促使聋儿语言的发展。

2.内在天赋论观点

代表人物是美国语言学家乔姆斯基。他认为人类体内有一种"语言获得装置"(Language Acquisition Device,简称 LAD),这种装置可将人最初获得的语言材料进行加工,然后转化成语法能力并依据语法能力可以说出大量句子。这样看来,儿童天生就是一个"小小语言学家"。内在天赋论虽然不否认语言环境的作用,但是将这种作用降到了最低限度,只起到激发语言习得装置的作用即:使儿童内在的普遍的语法在语言环境的激发下逐步向某一种语言的具体语法发展。持这种观点的人还认为:LAD 有一临界期,一旦超过,其作用就退化。因此成人学习语言的能力不如儿童。它可以解释行为主义理论不能解释的现象如语言学习的关键期问题、语言发展的阶段性和顺序性等问题,为聋儿语言的早期干预和训练提供依据。

3.认知发展理论观点

代表人物是瑞士心理学家皮阿杰。他的主要观点是:人类有一种先天的认知机制,这种机制不是语言能力,而是加工能力,这种机制既适用于人类的语言活动,也适用于人类的其他活动;儿童没有特殊的语言学习能力,儿童的语言能力只是其认知能力的一个组成部分。儿童的认知能力先于语言能力。儿童认知发展的顺序性和普遍性就决定了其语言发展的顺序性和普遍性;儿童的语言能力发展不是先天具有的,也不是后天学习的,而是儿童认知主体当前的认知机能与现实的语言环境、非语言环境相互作用的结果。这种观点对聋儿语言康复训练的积极意义在于:我们不能片面、孤立、静止地看待聋儿的语言获得,认知能力的发展要以一定的生理成熟和认知发展为基础。因此聋儿的语言康复训练一定要贯彻整合教学的思路,使聋儿的语言训练同聋儿日常生活经验的获得相结合。

4.社会相互作用论观点

社会相互作用论吸收了上述各学派理论的合理成份，认为语言的获得既受先天因素的影响，又受后天环境教育的影响；语言行为受规则所支配；语言获得要以一定的生理成熟和认知发展为基础；肯定联想和模仿在语言获得中的作用；肯定语言获得的能动建构过程等。

社会相互作用理论对聋儿语言康复教育的积极意义在于：该理论比较全面地反映儿童语言获得是一个能动的建构过程，儿童不仅在认知过程中学习语言，也在交往过程中学习语言；强调成人提供的语言示范，主张成人重构和扩展儿童的语言以帮助他们提高语言运用能力等。这些为对聋儿提供早期语言康复提供了广泛的方法论依据。

(三)正常儿童语言发展的特点

语言既包括对别人语言内容的理解，也包括运用语言对自己思想的表达。对于正常儿童来说，这两个过程并不完全同步，而是语言的理解先于语言的表达。儿童心理学家将儿童第一次表现出对词的理解时间作为语言发生的标志，将儿童语言发生、发展分为两个阶段：0～1岁为语言的准备阶段；1～3岁为语言的形成阶段；3～7岁为语言的发展阶段。

1.语言的准备阶段(0～1岁)：包括理解语言的准备和发出语音的准备

这一阶段的儿童，如果能够经常给予丰富的语言刺激，词与具体事物就能够在他们的头脑中形成联系并成为具体事物的符号，他们的语言发展就一定很快。到1岁左右的时，能够理解几十个词。

但还不能主动地进行语言表达。

1～3个月：简单发音阶段

该阶段儿童是以哭表达感情。哭声稍停，会发“ei/ou”的声音。这种发音是一种本能行为。聋儿也能发出这种声音。

4～8个月：连续音节阶段

婴儿会自动发音，连续重复同一音节，如ba/ba/ba；da/da/da等。这些音节虽与某些词相似，但对于他们来说不具有实际意义。

9～12个月：学话萌芽阶段

婴儿自动重复的音节明显增多，有了音调变化，仍没有实际意义，只是为说话做发音上的准备。

2.语言的形成阶段(1～3岁)：这一阶段开始大量理解语言，并且也开始主动说出有一定意义的词，随着词汇量增加掌握了一定的语言表达技能。

该阶段基本规律：先理解，后模仿、表达。1～1.5 岁，儿童的语言理解能力发展很快，也开始仿说一些词；2 岁以后，语言表达能力发展迅速。

在对语言理解不断增长的基础上，语言的表达也在逐步发展，表现出明显的阶段特征：

1～1.5 岁：单词句阶段

1 岁以后，儿童在听懂的基础上说出第一个词时，他的语言就具有交际的功能了。这一时期儿童说出的词句有以下特点：单音重叠，如帽帽、饭饭等，出现这一特点主要是大脑发育不成熟，发音器官缺少锻炼；一词多义，孩子对词的理解不够准确如见到爸爸和其他男人都叫"爸爸"，说出的词往往带有多种意思如"妈妈要"可能有多种表达；以词代句，用词代表一个句子，如说"拿"，意思是想让你为他拿某一东西。

1.5～2 岁：双词句阶段

儿童在理解的词汇大量增加的基础上，能说出双字词或三字词的句子，如"吃饭饭""睡觉觉"等，这种句子表义功能准确，表现形式断断续续，简略，结构不完整。其特点：句子简单、短小，如主谓句"妈妈来"，简单的谓宾句"要车车"，简单的主谓宾句"宝宝吃饭"、"爸爸开车"；句子不完整，有时用一个词组代表一句话，或两个词在一定情境下连用，如"小明裤裤"，尽管句子不完整，但我们能够了解其含义；词序颠倒，1～2 岁的孩子常有此情况，如将"对不起"说成"不对起"，这说明孩子还不懂正确的语法规则。随着语言的应用、成人正确语言的示范，他们的语言表达会进一步得到发展。

2～3 岁：完整句阶段

2 岁以后，儿童便可说出符合语法规则的完整的句子，准确地表达思想。如果有良好的语言环境，成人经常与他交谈，这一时期将是他们语言发展最迅速的时期。这一时期的表现：能说出完整的简单句，并出现复合句如"我不戴帽子，天热"，虽没有关联词，但因果表达出来了；词汇量迅速增加，学习新词的积极性很高。到 3 岁，已经能掌握 1000 左右的词汇了，能说出很多让大人感到惊奇的句子。

3.语言的发展阶段(3～7 岁)：语音、词汇、语法、口语表达能力及语言技能的发展迅速。

他们能迅速掌握母语的全部语音，据调查，儿童最难掌握的是翘舌音 zh、

ch、sh 和平舌音 z/c/s,在正常情况下,4 岁的儿童基本上能掌握正确的发音;

词汇的数量和种类不断扩充和增加;

句子表达从简单到复杂,3 岁以后,复合句出现频率开始大幅度增加;

语言交往功能进一步发展,3 岁前儿童多为情景性对话;3 岁时开始出现独白语言,但句子不完整,没头没尾;4 岁后连贯性语言占这一时期语言的 32%,情景语言占 66%;7 岁时连贯语言占 58%,而情景语言则占到 42%。整个幼儿时期语言是有情景性到连贯性的过渡阶段。到 6、7 岁才能连贯地表达,但水平不是很高。由于连贯性语言的发展,儿童能独立表达思想,在此基础上独白语言也发展起来了。

语言的调节功能得到发展。用于交往的语言是外部语言。用于调节功能的语言是内部语言。内部语言是一种特殊的语言形式,是思维的媒介,是一种高级语言形式,是在外部语言的基础上产生的。3 岁前,儿童没有内部语言,3 岁以后,在外部语言发展的基础上,才有可能出现内部语言。随着内部语言的发展,儿童语言的调节功能才逐渐形成和发展起来。

## 二、耳聋儿童语言发展的特点

(一)同一性

耳聋儿童首先是儿童,然后才是有听觉缺陷的儿童。因此,他们语言的发生、发展都应当经历与正常儿童相同的阶段即先理解,后表达。我们只有按照正常儿童语言发展的过程、规律来训练和教育聋儿,就能取得好的效果。否则,只能是事倍功半。

(二)阶段性

聋儿语言的发展同正常儿童一样,也存在着相似的阶段性。这种阶段性对于正常儿童来说有着比较明显的年龄特征,比如 1 岁前的婴儿,能对照语音、语调及表情,听懂一些语言并能做出一些反应;1 岁以后,在对语言的理解能力发展的同时,能够说出一些词汇,并逐步增多;聋儿却没有这种年龄特征。但整体的阶段性还是有的,即先理解,后学表达;在表达上,先是被动表达如模仿发音,回答问题,然后是主动表达,如提问题,描述,复述等。据此,我们对聋儿进行语言康复训练也应遵循这些规律,先发展其对语言的理解,同时发展其对语言的表达;在表达上,先进行发音训练、语言的被动表达训练,再进行语言的主动表达训练。

（三）渐进性

正常儿童的语言发展是循序渐进的，不是一蹴而就，需要大量的积累，才会有质的飞跃。聋儿也是如此。这就要求我们对聋儿的语言训练不要急于求成，不要急功近利，应当注重平时对词汇、句式、语言经验等的积累，应当根据其语言发展的实际水平，制定切实可行的教学和训练计划，然后有步骤地，一步一个脚印地稳扎稳打，步步为营，方能取得好的功效。

（四）情景性

正常儿童语言的形成和发展离不开真实的、良好的语言环境，对于聋儿的语言的发展来说作用也同样如此。因此，在对聋儿进行语言康复训练过程中，一定注重良好的语言环境的创设和真实、自然的语言环境的提供。语言环境越好，语言训练的效果也就越好。

（五）特殊性

聋儿虽然首先是儿童，但毕竟还是特殊儿童。因此我们在强调他们在语言发展上的同一性的同时，也不能忽视他们语言发展的特殊性。由于耳聋，他们存在着智力、语言、心理等方面发展的特殊性，这就需要我们为他们提供一些特殊的条件以促使他们语言的发展，比如合适的助听设备的提供；语言环境要有意识地创设；练习的督促；个别化的教育和训练；各种感官的运用；相关日常生活经验的讲解等。这是他们的语言能否得到有效、显著的发展、能否适应社会环境的必要条件。

## 三、耳聋对聋儿语言活动的影响

耳聋对聋儿语言活动的影响表现在以下几个方面：

（一）对表达性语言的影响

而对于聋儿，虽然从小就有交往意识和愿望，但由于耳聋，使得他们听不见周围环境中包括有声语言在内的各种声音，因而也就无法进行模仿。这样他们的口头语言表达的状况很差：由于没有听觉反馈，不能调整自己的发音，因而不能形成口头语言，甚至发音也不正常，更有甚者，发音器官长期闲置不用，其机能退化最终致哑。他们只有在接受特殊教育和训练之后，他们的语言表达才能得以发展和提高。

（二）对印入性语言的影响

对于聋儿，耳聋使得他们不能听清，甚至不能听到别人的讲话，只有到他们接受特殊教育和训练之后，借助助听设备的帮助，才能逐步听懂和理解口头语言能力和阅读能力。

(三)对聋儿语言获得方式的影响

正常儿童由于听觉正常，能够通过正常的社会环境和自然途径即听——模仿发展语言，能够通过听觉反馈调整发音和说话。由于耳聋，聋儿的语言无法通过正常途径得以形成和发展，必须通过专门的、有组织的教学和训练，通过语言环境有意识的创设和提供，才能得到一定的发展。

(四)对聋儿语言学习、获得的主动性的影响

正常人生活在正常的社会环境中，在与社会成员的接触中，有意无意地使语言得到发展。而聋儿由于没有听力，为了生活和交往，掌握了特殊的交往手段，起先是表情、动作和自发的手势，接着便是通用的手语。对有声语言的学习缺乏应有的主动性和快乐感，显得很被动，并且学用脱节，使得教师、家长下的功夫很大，但收效甚微。

总之，由于耳聋，使得聋儿的语言基础差，起点低，学习和掌握语言的动机不强烈，对他们的语言发展产生了非常不利的影响，也增加了我们对他们进行语言训练的难度。我们必须克服这些不利因素，采取积极、有效的手段，对他们进行语言训练，使他们的语言水平得到最大限度的提高。

## 第二节　聋儿的语言训练

### 一、什么是聋儿的语言训练

教师对学龄前聋儿在听觉训练和发音训练的基础上，通过系统训练，使他们形成运用口语进行交流的意识和习惯，进一步发展他们有声语言的听、说能力，为他们回归主流社会、参与社会生活和活动创造条件。

### 二、聋儿语言训练的目的

(一)通过对聋儿进行语言训练，可减轻耳聋给他们带来的消极后果，培养对他们有声语言的理解和表达能力，掌握同正常人进行口语交往的手段并形成习惯。

(二)为他们进一步学习和掌握文化科学知识创造条件。

(三)为使他们能够平等地、更加广泛地参与社会生活,回归主流社会创造条件。

## 三、聋儿语言训练的内容和方法

(一)语言交往意识的训练

语言交往意识的强弱对于语言学习的效果至关重要。聋儿失去了听力,为了适应生活,起先运用非语言手段如表情、动作、自发的手势等进行家庭内部小范围内的交往,随着他们交往范围的进一步扩大,逐渐掌握了聋人当中约定俗成的手势语,继而又学习了规范的、通用的手语,使得能同更广泛的聋人自如地进行交往,他们还可以通过行为、动作描述、模仿、表情等非语言性方式满足与正常人交往的需要。对于他们来说,没有运用有声语言交往的意识和欲望,也丝毫表现不出缺乏有声语言带来的苦恼和不便,反而觉得生活得很愉快。这样,他们对于有声语言的学习缺乏主动性和积极性。为了使他们掌握大多数人的交往手段——有声言语,能更广泛地参与社会交往,更好地适应社会生活,首先必须要对他们进行语言交往意识的训练,培养他们运用语言交往的兴趣,增强他们语言交往的动机。

如何培养聋儿运用语言进行交往的意识?

1.教师要尊重聋儿的非语言交往手段,关注并尽力理解他们非语言手段所传递的信息,给予适当的回答。

聋儿通过非语言手段发出的信息,教师要认真地分析和判断,并以同样的方式如表情、姿势、手势作为辅助手段结合口语进行应答,让他们体会到与人交流的便利和愉悦。一次次的成功沟通,可以建立聋儿与教师交往的信心,可以激发他们再一次与教师交往的欲望,会缩短教师与聋儿之间的心理距离,消除相互之间不应有的隔阂,进而产生好感。这是教师成功地接近他们的第一步,这对于进一步对他们进行有效的教育和训练是至关重要的。

如果教师对聋儿的非语言表达不予理睬,而反复强调口语的表达,这样会挫伤他们与你交往的积极性,认为你不愿意同他进行交往,这样你就无法进行下一步的训练即口语交往意识的培养。

2.教师在运用非语言手段同聋儿进行交往的同时,要培养他们的交往技能。

交往是“说话者”与“听话者”之间的沟通,这两个角色是互相轮换、互相交替的。因此教师不仅要对他们的非语言表达予以应答,同时还应当使他们对教师的表达予以应答,要求聋儿学会与教师之间目光对视;要求他们集中精力,注视教师在表达时的动作、表情等;要求他们要有足够的耐心完整感知教师的表达;要求教师要给聋儿足够的时间去理解和表达。

3.教师在运用非语言手段与聋儿进行交往中,激发他们的学语言动机。

非语言手段的交往是运用语言手段交往的基础,并为后者铺平道路。所以说,教师与聋儿的每一次非语言交往,都是教他们语言的机会。

教师在对聋儿运用非语言手段传递的信息进行应答时,应当是"语言"加"动作",而并不是纯粹的非语言手段。虽然他们此时并不明白语言的含义,但这是最初的语言刺激,有助于语感的培养。有人认为聋儿听不见,等于白说;即使是听见了,也不理解,还是白说。如果我们仔细想一下正常儿童语言习得的过程和学习外语的过程,就会认识到在非语言交往中,表情动作有助于对语言的理解。聋儿在接受正常人"语言"加"动作"的表达信号时,语言是动作的概括,动作是对语言的解释和说明。

应当指出:教师在与聋儿非语言交往中所用的语言要简明、扼要、清晰、易懂,注重关键词的使用;在表达同样的内容时,使用的语言必须前后一致,否则不利于聋儿的理解;教师表达时的表情、语气与内容必须一致,否则会影响聋儿对语言的理解。

4.教师应当不失时机地抓住聋儿每一次非语言的表达,进行有声语言的学习和训练。

当聋儿用手指玩具"狗"时,表示他想得到这一玩具。这时,教师可以抓住时机告诉他玩具的名称,并做示范发音,进而让他模仿发音。聋儿可能发音不准,教师也要表扬,因为他有了模仿的意识。切忌不厌其烦地对聋儿进行发音纠正,或强迫聋儿看自己的口型,这样会引起他们的反感,产生抵触。

(二)语言理解能力的培养和训练

语言不是先天就有的,而是后天逐步学会的。巴甫洛夫学派的学者将儿童语言活动的发生划分为四个阶段:

第一阶段:直接刺激→直接反应(7~8个月以前)

第二阶段:词的刺激→直接反应(10~11个月)

第三阶段:直接刺激→词的反应(1岁左右)

第四阶段:词的刺激→词的反应(1岁以后)

由上可以看出：儿童的语言发展，首先是语言理解能力即听能力的形成和发展，在此基础上，语言表达的能力才逐步发展起来。

聋儿语言发展的过程也是如此。因而对聋儿语言的训练和培养，首先是语言理解的能力的训练和培养，这是聋儿学习语言的第一步，聋儿语言理解的能力的形成也有利于他们语言的表达能力的发展，因为只有他们理解的语言，才能用以表达。

语言理解能力的训练主要包括以下几个方面：

1.利用聋儿的残存听力，借助助听设备给予他们足够的语言刺激。

(1)语言刺激的方法和内容

大量的、丰富的语言输入是发展聋儿语言的理解能力的基础。这不但对正常人如此，对聋儿也是一样。

语言的输入有两个途径：一是日常生活中与成人的交往；二是课堂教学和训练。

要使聋儿像正常人一样理解语言的意义，家长、教师必须利用一切机会让聋儿去接触社会环境和自然环境，让他们感知包括人们有声语言在内的各种有意义的声音；教师应当充分利用课堂上的语言训练、聋儿集体生活的各个环节和渗透一天的教学活动、课外活动，为孩子们创造语言学习的环境让他们来感知；家长还应当利用家庭生活的每一细节如吃饭、穿衣、洗漱、睡前、逛公园等，为孩子提供大量的语言学习机会，进行语言感知。

对聋儿的语言输入应当有所和选择，在内容应当是：①儿童喜欢的人和动物的；②每天能看到的日常生活中经常出现的；③儿童熟悉感兴趣的；④口型辨别容易的；⑤有训练条件和训练环境的。在词类上，按照正常儿童掌握词汇的规律，应当是先实词，后虚词；实词上，应遵循名词、动词、形容词、代词、数词、量词的顺序；虚词上，应遵循副词、连词、介词的顺序。在词性上，应当先是具体的、形象的词，后抽象的、概括的词。在形式的选择上，应当灵活多样，可以是个别谈话，也可以是集体活动，还可以是让他们听录音机、收音机。在场合的选择上可以是生活、活动环境，也可以是课堂环境。

总之，大量、丰富的语言刺激，能促进聋儿对语言的感知和理解。

如何衡量聋儿对语言是否理解？我们认为：在没有任何暗示的情况下，当聋儿能对成人说出的一个词、短语或句子能正确地做出恰当的反应，这就意味着对语言的内容已经理解了。

(2)在语言刺激和语言理解训练中,应注意以下问题

①音和义的结合

对聋儿进行语言的理解训练,我们不仅要训练他们对词、短语、句子的理解,同时我们还应当借助图片、动作、表情等对这些词、短语和句子进行适当的讲解,有助于聋儿更加完整、准确的理解。这样做既扩展他们的社会经验和日常生活经验,也有利于他们语感的培养。

②听与说的结合

虽然在儿童语言发生发展的过程中,语言的理解和表达两个过程不同步,语言的理解先于语言的表达,但两者是统一在有声语言之中的。因此我们在训练聋儿对有声语言理解的同时,还应当利用这一语言环境,进一步训练他们说词、说句能力。

③注重重复

一个词学过一遍,聋儿不可能准确理解,必须经过多次的讲解、意义的重复,才可能完整、准确地理解和掌握,并做出正确的反应。我们强调的重复并非机械的、单调的重复讲解,而是在形式上应当有所变化,并适当加入一些新的内容,使聋儿在复习原来知识的基础上,还应有新的收获。

④讲解要借助直观,要使聋儿获得的概念完整、准确

教师在讲解中,应当借助实物、模型、图片进行。在借助直观讲解时,要注重变式方法的使用,引导他们观察、比较,掌握其共同的、本质的、一般的属性。否则,他们掌握的词义是不正确的,概念是不准确的。

(3)培养他们善于听话和看话的习惯

理解语言,首先是要通过听觉和视觉来接受语言,然后经大脑的思维活动来理解语言的内容,在这个过程中,有意识地接受语言信息是至关重要的。由于聋儿长期生活在缺乏有声语言的世界里,没有看话和听话的习惯。要使聋儿看懂、听懂别人的语言信息,必须使他们养成认真听和认真看和善于综合利用各种线索认真思考的习惯。

在这种习惯的培养中,首先,教师每一次给聋儿语言刺激,应面对他,或话筒朝向他,使他明白:我在同你说话,你应注意听和看;其次,教师应当选择一些符合儿童年龄的内容和话题同他们交流以吸引他们的听和看;再次,在交流中,教师应鼓励他表达,因为对语言是否理解不仅可以通过聋儿能否做出相应的反应来检验,还可以通过表达来检验,最初可不考虑聋儿表达的方式,可以

用体态语，也可以用手语，随着表达性语言的训练，可逐步要求聋儿用口语来表达。

(4)理解语言规则系统

聋儿虽然生活在无声世界中，语言能力比正常人要落后。虽然他们在正常的社会环境中和专门的语言训练中，学到并掌握了一些基本词语，这些对于他们的理解和准确地表达是远远不够的，因此，教师还应当向他们讲授语言规则，丰富他们的内在词库。讲授语言规则主要是讲授基本句型(陈述句、祈使句和疑问句等)和语法手段(词语的组合、虚词的使用等)；丰富内在词库主要是指增强他们对基本词汇的理解，如常用名词(附以实物或图片)、动词(附以行为动作)、形容词(附以描述性的语言)、代词(附以具体的人和物)、数词(附以行为演示)、副词(附以描述性语言)等。

讲授语言规则和丰富内在词库的途径很多：课堂上有意识地讲解；日常生活、活动中随机地讲解；在具体语言环境中的学习；还可以在想象、回忆中学习。

对学过的词语、句型，教师要有意识地创设情境，在具体的语境中使他们加深理解，巩固记忆。

聋儿理解性语言的学习是一个长期的过程，不仅表现在聋儿语言学习的初期应以理解性语言的学习先行，而且在聋儿有了一定的语言基础之后仍然同样先学理解，再学表达。我们要注重采用聋儿喜爱的教学模式，用高于他们表达水平的新的语言进行刺激，扩展他们的语言模式和词汇量，扩展他们的语言经验和生活经验。只有语言的理解提高了，他们的语言表达水平才能发展，他们的整体语言水平也就得到了协调的发展。

(三)语言表达能力的培养和训练

对聋儿进行语言表达能力的训练，就是训练他们说话和写作能力，使他们会说和能写出合乎语法的完整的话，以准确表达自己的思想愿望。这里主要是介绍有关聋儿说话能力的培养和训练。至于写作，严格地讲，不属于对聋儿进行学前语言康复训练范畴内的内容。

1.培养说的习惯

对聋儿来说，最困难的就是开口说话，因此语言的表达训练应当从启发、鼓励聋儿开口说话开始。教师、家长可采用聋儿感兴趣的语言材料来吸引聋儿，使他们对语言内容产生兴趣，激发他们表达的愿望，继而引导他们说他感兴趣的或发音相对容易的词语、简单句。

在训练中要注意:(1)家长和教师在这个阶段的训练中不要过分强调语音的标准,强调用词用句的准确,避免挫伤聋儿开口说话的积极性,造成对开口说话的抵触。初期可以允许聋儿借助动作、表情甚至手势或手语,随着训练的进行,他们表达能力的提高,逐步要求他们减少非语言成份的表达。(2)鼓励聋儿开口说话应在聋儿心情好的时候进行,训练中应尽量创设良好的说话环境,让聋儿在游戏中、具体、真实的生活环境中自觉、主动地开口说话。(3)教师、家长在和聋儿交谈中要注意语言的清晰、规范、简洁,给聋儿良好的语言感受,有助于他们的理解和表达。

2.说词训练

在语言表达能力的训练中,无论正常儿童还是聋儿,都要经历从词汇——短句——句子——连贯性语言四个阶段。其中说词训练是最基础的。

在说词训练中,教师应充分利用实物、图片、玩具、模型等教具,创设一定的情境,激发聋儿说出词汇。在这一过程中应注意的问题:

(1)汉语词汇的选择:从语音学的角度考虑,应当选择儿童既容易发音的、又容易理解还又是儿童使用频率较高的词开始为宜。如:

零声母音节的:阿姨、一、衣……

b声母音节的:爸爸、包包、被被、杯杯……

m声母音节的:妈妈、猫咪、帽子、毛衣……

f声母音节的:饭、飞、风、……

d声母音节的:大、灯、弟弟、笛笛……

……

(2)在具体的环境中训练

词汇训练一定要在具体的环境中进行,避免"鹦鹉学舌"。教师应当将说词训练同日常生活结合起来,有意识地创造聋儿口语表达的机会和环境;引导他们通过关键字说出相关的多个词或词组,这也可以发展他们的发散性思维。如"拿",可以引导他们说出"拿苹果""拿衣服""拿玩具""拿书"等。具体环境的创设,一是为了使聋儿能准确地理解,恰当地表达;二是为了扩展他们相关的日常经验;三是为了使他们形成完整、准确的概念。

(3)要借助直观手段对聋儿进行说词训练,如结合实物,结合动作等。

(4)教师对聋儿词汇的表达训练应以鼓励为主。反复纠正是变相的惩罚,会挫伤其积极性。

3.短语训练

短语训练是由词到句的过渡。我们对聋儿进行短语训练,应选择在日常生活中常用的、出现频率较高的、聋儿易于理解和表达的、意义较完整的短语,如:你好,请进,谢谢,再见,洗衣服,开汽车等。我们要借助游戏或情境的创设进行,如“小熊请客”等;也可以借助简短的对话进行。既易于理解,又增强了学习的兴趣。

4.句子训练

日常交往是以句子为单位的,因而语言的表达训练最终还是句子训练。汉语中句子分简单句和复合句。简单句包括陈述句、疑问句、祈使句、感叹句。复合句有因果关系复合句、条件关系复合句、并列关系复合句等。句子训练应当由主谓句子到主谓宾简单句,再逐步过渡到带有附加成份的简单句,由肯定的简单句逐步扩展到疑问的、否定的、感叹的等简单句;由简单句再到复合句。

(1)补句训练

补句是将不完整的句子补成完整句,目的是使聋儿懂得什么是完整句,怎样才能把句子说完整。家长和教师可创设语言环境同聋儿交谈,交谈中训练者可提供不完整的句子引导聋儿将句子补充完整。

补句训练中,训练者应将口语交际中的成份省略与补句训练区分开来,在聋儿自然交际中不要片面强调句子的完整,要允许聋儿在交际中由于语境的突出,省略某些成份。

(2)排句训练

排句训练就是语序训练,让聋儿领悟词序的作用,建立语法规则系统。

①对同样一组词语进行不同的句法组合,可组合成意义完全不同的句子。如“小红、小明、我、认识、和”可以排成若干个句子。

②名词、动词、形容词、代词、数词、量词、副词、连词等都有其较为固定的语法位置,在多次训练中可以使聋儿熟悉各类词的语法位置,逐步建立基本的语法规则系统,这对他们规范地进行口语表达将起到重要的作用。

(3)扩句练习

扩句就是运用语言进行发散思维和表达。这种训练的目的是:通过扩句训练,提高聋儿运用语言丰富句子含义、增强表达效果的能力。

训练中,训练者提供简单句,然后引导聋儿结合日常生活经验通过观察、回忆、联想、想象等对句子的主干成份进行修饰、润色,以丰富句子的含义,增强表达效果。

这个训练应当选择聋儿熟悉的内容和句型来做,应当在轻松的气氛中进行,训练者应多鼓励,多启发和引导,多肯定。纠正错误时应注意方式和方法,不要挫伤聋儿的积极性。

(4)造句训练

如同我们平时的造句。在对聋儿进行造句训练选择的造句内容一定是聋儿熟悉的,可以让聋儿换词造句,可以由开始时训练者帮助造句最后过渡到让聋儿独立地、创造性地造句。

5.连贯性语言表达训练

连贯性语言表达训练就是训练聋儿在能说出完整句子的基础上,进一步说出连贯的有一定逻辑关系的若干个句子。

训练的方法:

(1)看图说话训练

充分利用各种挂图、课文插图、连环画等做训练材料,引导聋儿表达,这对增强聋儿的语言表达很有帮助。

引导聋儿对图的观察,可以使他们了解图的大致内容以及图片之间的逻辑关系,引起说话的兴趣。由此看出,看图说话不仅能够锻炼聋儿连贯说话的意识和能力,更重要的还能培养聋儿的观察能力、想象能力、形象思维和抽象思维能力。

在训练时,可采取以下步骤:

①引导聋儿仔细观察图并弄清图意。

②教师进行示范说图。(语言要简练、形象,抓住重点)

③教师就图意提问,通过提供关键词或句式如"某某在哪儿做什么",引导聋儿回答。

④教师与聋儿一起说图。

⑤指导聋儿独立仿说。

⑥在此基础上训练聋儿看图复述。

(2)复述训练

复述训练是让聋儿用有声语言叙述课文、影视作品、图片及他人讲话内容的主要意思的训练。复述可培养聋儿的语言听辩能力、理解能力、记忆力和组织表达能力,可增强聋儿的语感。

复述可分为详细复述、一般复述和扩展复述等。

①详细复述训练

详细复述是用最接近作品的语言,按作品的顺序清晰、连贯、详细地复述作品内容的一种语言训练。详细复述要求对作品中的语言要做全面的记忆和理解,这对聋儿有一定的难度。因此在训练中,选择的作品应适合聋儿语言的特点和理解能力,语言简单,通俗上口;不宜太长;内容要生动、有趣。

②一般性复述训练

一般性复述指基本保持作品原貌的表达。要求聋儿用自己的话复述作品,这对聋儿的要求提高了一步。因为听的过程不但要求聋儿将书面语转化为口语,还要求聋儿对作品的主要内容把握得要连贯,不遗漏、不走样。因此训练时不仅要慎重选择作品,还应对聋儿耐心引导,先帮助他们提炼作品的内容,弄清线索和人物关系,然后给他们提供关键词,引导他们进行表达。

③扩展性复述训练

扩展性复述是通过合理的联想和想象对原作品内容进行增补添加的语言训练。这对聋儿的要求就更高了,不但要求听懂、记住作品提供的内容,还要求聋儿用语言进行合理的推理和想象,并对作品不完整、不具体的部分进行补充、丰富,使之完善。因此,扩展训练选择的作品一定要与聋儿的生活紧密相连,使他们能够根据自己的生活经验做到合情合理的推测和联想。比如扩展句子、故事续接等。

(3)叙述训练

复述和叙述的区别在于:复述是有本(提供的作品)可依的叙述,叙述则是无本可依的叙述(自己创造的)。叙述比复述的难度要大,它不再有可供模仿的语言模式,聋儿必须边想边用自己的话来讲述事情的来龙去脉,还得加上自己的感受、看法和观点。这对聋儿来说难度更大,但在日常生活中,叙述的使用比较广泛,对聋儿将来的生活与交际作用也很大,所以培养聋儿的叙述技能十分必要。

叙述的训练要结合日常生活的各个环节进行,比如让聋儿自己介绍自己;介绍家庭及成员;介绍家中的宠物等;也可以围绕某一主题如"春天"、"六一儿童节"进行。叙述的训练不一定要等聋儿将词汇和句型积累到一定程度之后再进行,实际上,在语言训练的一开始就可以由易到难地同理解性语言训练融于一体进行。开始时，由于聋儿对语言还很生疏，可允许聋儿以词代句或用不完整的句子或适当地加入一些手语来叙述简单的情节，描述简单的事物，随着聋儿语言水平的发展和提高，逐步要求他们说规范、完整的句子，要求他们的叙述清晰、连贯、完整，内容详略得当。

叙述训练中应注意：教师不要轻易打断聋儿的叙述；不要总是纠正聋儿的发音、用词、句式、语法等方面的错误；当聋儿有表达困难时，教师应迅速给予帮助；当聋儿有表达错误时，教师应当待聋儿叙述结束之后，再通过恰当的方式给予纠正。

6.表达性语言训练应注意的问题

(1)教师的发音要准确

教师对字、词、句子的发音要能为聋儿所感知，并进而模仿。这就要求教师的发音时的口型要正确，应有适当的节奏和速度，有夸张但不应过分，声音宏亮，否则聋儿就不能准确地感知和模仿。

(2)正确对待聋儿在发音过程中的问题。聋儿由于耳聋不能形成听觉反馈，因而他们在发音、用词、语法以及句式等方面可能存在不准确、不恰当等问题。对于这些问题，教师应当灵活掌握，即要严格要求，但又不要对每一问题都抓住不放，要注意激发和保护他们开口讲话的积极性。

字词发音时，针对他们的发音不准问题，教师应当采用各种方法，如：用镜子照口型，用手触喉部，用压舌板摆舌位等，要求他们发音准确，至少应要求他们发音时口型准确。

对于在句子训练中，聋儿所出现的词法问题，在这一方面不要对他们要求过高，如果对他们在讲句子时每一个语法问题都予以严格要求而纠正，这在一定程度会打击他们说话的积极性。国外有学者认为：聋儿对语言的掌握如同一个人学习一门外语，若对其所出现的任何一个语法错误都严格要求，那么注定他们永远学不会表达，对这些问题应当使他们在日常生活中通过潜移默化的影响来纠正。再者，这类儿童毕竟与正常儿童有不同之处，我们也不应在这些方面对他们要求过高，否则就是苛刻和过分了。

(3)注重练习

练习是形成和巩固技能的主要方法。对于聋儿，由于耳聋，因而发音畸形、变调，所以他们很不情愿发音和开口讲话，若不注重练习，他们的发音、说话将很难规范，很难让人听懂；发音、说话训练将前功尽弃。所以，通过训练在他们学习了一些发音和语言表达之后，就应当要求他们反复练习，鼓励他们表达，无论什么场合、环境，即使在上课时，也不要轻易阻止他们的随时讲话。

(4)注重与生活实际的结合

语言来源于生活，服务于生活。我们在对聋儿进行语言的表达训练时，选择的语言训练内容一定密切联系生活实际，甚至还可以给他们创造接触社会的机会，让他们同正常儿童进行交流，这样会激发他们学习和掌握语言的兴趣和动机，使他们感到掌握语言的意义和用途。

(四)对话训练

对话训练是对聋儿语言理解和表达的综合训练，不仅要训练他们善于认真听"说话者"的表达，同时要综合"说话者"说话时的表情、动作、所处环境等，判断和理解说话的内容，还要在头脑中组织语言，选择恰当的语言内容和语言形式予以应答。

对话训练中应当注意的问题：

1.对话训练的环境应当是自然的、安静的，有利于聋儿对说话内容的感知和理解；气氛应当是温馨的、和谐的，使聋儿不感到拘束，有利于开口说话。

2.对话训练的内容应当是双方均为熟悉的内容。

3.对话训练内容的难度应当与语言理解水平和语言表达水平相当。

4.对话训练时要要求聋儿认真倾听说话者的说话内容，认真观察说话者说话时的各种线索，以便能准确地理解说话内容。

5.教师要善于向聋儿提问题，问题的深浅要适合他们的经验水平，问题要具体、明确，避免抽象和笼统；所提的问题要有兴趣性和启发性。教师要启发、引导他们组织语言予以应答。

6.教师要鼓励聋儿提问题，鼓励他们开口说话。

7.教师纠正聋儿的发音、用词，要通过做示范——仿说的模式进行，不要挫伤他们开口说话的积极性。

**附：**

## 一、在语言训练中聋儿首先应当掌握的基本词汇

1. 关于人体各部位的词汇

头、手、脚、嘴、脸、耳朵、鼻子、眉毛、眼睛、骨头、牙、皮肤、肌肉、肚子、腿、

肩膀……

2. 关于称谓的词汇

爸爸、妈妈、哥哥、姐姐、弟弟、妹妹、儿子、女儿、爷爷、奶奶、姥姥、老爷、叔叔、姑姑、舅舅、姨姨、伯伯、孙子、孙女、阿姨……

3.关于自然界事物和现象的词汇

天空、地、山、水、风、云、雨、沙、太阳、月亮、星星、花草、树木……

3. 关于动物的名称的词汇

猪、牛、狗、兔、猫、老鼠、鸡、鸭、狮子、老虎、猴子、狐狸、熊猫、鱼、鸟……

4.关于劳动工具、生活用品的词汇

锤子、锄头、斧头、锯子、钳子、门、窗户、桌子、椅子、板凳、凳子、床、柜、沙发、箱子、碗、筷子、锅、杯子、盘子、衣服、裤子、袜子、鞋、脸盆、钟表、电视、电脑、空调、洗衣机、冰箱……

5.关于学习用品的词汇

纸、书、本、铅笔、橡皮、钢笔、铅笔刀、文具盒、书包、读书……

6.关于方位和时间的词汇

上、下、前、后、左、右、里、外、中间、东、南、西、北、今天、明天、后天、昨天、前天、春天、夏天、秋天、冬天、上午、下午、晚上、早晨、以前、以后、现在、今后、将来……

7.关于动作的词汇

走、跑、跳、说、写、读、吃、喝、拍、打、拉、看、有、来、去、死、活、上去、下来……

8.关于形容事物状态和性质的词汇

红、黑、蓝、白、绿、青、黄、优秀、好、坏、高、低、轻、重、美丽、漂亮、好看、勇敢、活泼、快乐、悲哀、冷、热……

9.关于事物数量和单位的词汇

一、二、三、四、五、六、七、八、九、十、百、千、万……

个、只、条、斤、米、回、趟、小、时、副、双、台、辆、支……

10.关于代指的词汇

我、你、他、她、它、我们、你们、他们、她们、它们、咱们、这、那、哪、怎样、什么……

11.其他

判断词:是

介词:在、从、往、把、向、被、到……

副词:很、更、相当、都、太、非常、常常、经常、最、不……

连词:和、与、或者、因为、所以、而且、但是、并且……

助词:呢、吧、吗、了、呀、的……

叹词:啊、唉……

## 二、关于聋儿应当首先理解和掌握的句子

1. 关于自己的
2. 关于家庭、邻里以及学校等方面的
3. 日常生活方面的
4. 文明礼貌、社会交往方面的
5. 学习方面的
6. 季节、气候和环境等方面的
7. 动物、植物方面的
8. 衣食住行方面的
9. 运动、活动方面的
10. 常见物品方面的

……

# 第九章　聋儿听力语言康复训练的原则

聋儿的听力语言康复训练主要包括前面讲到的听觉训练、发音训练和语言训练。三方面的训练各有侧重，各有区别，但三者之间还存在着密切的联系，并统一于有声语言之中。

我们在对聋儿进行听力语言康复训练的过程中，应当遵循以下原则：

## 一、及早性原则

该原则是指对聋儿的听力语言康复训练应做到早发现、早诊断，早采取措施实施。

贯彻及早性原则，我们要注重零岁教育，从儿童出生以后，就要关注其听力发展，做到对儿童的听力问题能及时觉察到并能及早得到确诊，应当在为他们佩戴合适助听器的条件下，有意识地使他们更多地接触正常的社会环境，感受有声语言，及早接受康复训练。如果聋儿接触社会环境、语言环境和接受康复训练晚，对他们的听力语言发展、社会生活的适应是很不利的。研究表明：在各方面发展条件差不多的情况下，对语言环境接触的早与晚，儿童的听力、语言综合能力的发展水平相差 25% 以上（每天家长对婴儿进行 1 小时和 10 分钟听力语言训练相对照）。婴儿如果在头 2～3 年内完全没有接触到人类的语言环境，则可能较大程度地丧失人类的语言能力。

贯彻及早性原则，我们还要注重关键期教育。无论是儿童的听觉发展、智力发展还是语言发展，都有特定的关键期。例如 0～8、9 个月是儿童理解语言意义的关键期;1 岁左右、2～3 岁是儿童口语发展的关键期。在关键期内,聋儿如果接受到系统地、恰当的、科学的训练,相应的能力会得到最佳的发展。我们要在聋儿听力、口语发展的关键期内对他们进行恰当、科学的训练,使他们得到最佳的康复效果。一旦错过关键期,将会事倍功半。

## 二、融合性原则

聋儿的听力语言康复训练不是单项训练,而是综合的训练,为了完成使聋儿全面、和谐发展的综合康复训练任务。为此,我们必须做到以下融合:

(一)教学、训练与生活的融合

语言是在生活中产生的,也是在生活中得以发展的。所以我们对聋儿的听力语言康复训练,一定要与生活密切地联系和结合:要创设条件,引导聋儿认识和接触正常社会生活环境;感知正常社会环境中的各种声音,学习和掌握有声语言;还要创造条件,引导聋儿在生活实践中运用语言,发展语言。

(二)听觉训练、发音训练和语言训练的融合

我们前面是分段介绍聋儿的听觉训练、发音训练和语言训练,实际上这儿部分在实际的聋儿康复训练中应当综合地、交叉进行,不要隔离开来或分阶段进行。因为它们是有机地统一在有声语言之中的。

我们在训练过程中既要通过医学诊断为他们选配合适的助听器或人工耳蜗以补偿他们的听力缺陷,同时还要在此基础上制定合适的训练计划,对聋儿进行包括听觉训练、发音训练和说话训练等在内的教育康复训练,使他们的听、说能力得到协调的发展

(三)特殊的专业训练与全面和谐的启蒙教育的融合

耳聋,不只是派生出聋儿的语言缺陷,同时还使得他们在社会知识、社会经验、社会行为、学习能力、动作发展等方面比同龄正常儿童相差很多。这就要求我们在对聋儿进行听力语言康复训练过程中,不仅要通过听觉训练、发音训练和语言训练发展他们的听、说能力,帮助他们建立有声语言体系;同时还应当对他们进行启蒙的社会教育,丰富他们的日常生活经验和社会知识,培养他们广泛的兴趣,使他们形成规范的社会行为,增强他们的学习能力,协调他们的动作机能,使他们得到全面、和谐的发展。

## 三、多种感官充分利用的原则

聋儿由于听觉器官的病变造成听不清或听不到各种声音,但他们的其他

感官比如视觉、触摸觉、语言动觉等，由于适应环境的需要，使用的频率相对较高，发展得相对较好，对听觉缺陷有较好的补偿。

多种感官充分利用的原则要求我们在对聋儿进行听力语言康复训练的过程中，一定要充分利用和发展他们这些完好的感官，以提高训练效果。

我们对聋儿实施听觉、发音和语言训练，不仅要让他们佩戴合适的助听器，充分利用他们的残存听力，还应当充分利用他们其他完好的感官参与康复训练，同时更应当在康复训练中进一步发展他们这些完好感官的机能，使他们将来能更好地适应社会生活。

遵循多种感官充分利用的原则，我们的重点还是在聋儿佩戴合适的助听器的前提下，充分利用他们的残存听力，因为其他感官的机能在日常生活中也能通过锻炼而得以增强，而听的习惯和意识、听觉的区分、辨别和理解能力等，如果不经过专门的、有组织的、有意识的训练是无法形成的，听能力的缺陷会严重影响他们语言的理解和表达。

## 四、趣味性原则

该原则是指在对聋儿实施康复训练中，应激发聋儿的兴趣，使聋儿自觉接受训练。由于聋儿身心发展、知识和经验的水平低，自控能力和克服困难的信心和勇气不足，而凭兴趣学习是他们的天性，所以会对长时间的、单调的训练内容和过程感到厌倦。为促使他们能主动、积极地参与康复训练，教师、家长应当根据训练内容设计一些他们感到新奇的能引起他们兴趣的活动、游戏，这样可激发他们接受听觉、发音和说话的愿望，使他们在轻松、欢快的环境中学习发音，学习语言。

在训练中增强聋儿趣味性的方法很多：

直观教具的运用：在训练中根据训练内容，教师可以借助各种实物、模型、玩具、图片、录音机、收音机等，可以激发他们的好奇心，吸引他们的注意力。

设计游戏活动：游戏是幼儿的主导活动。聋儿很难接受各种单调的训练，如果我们能结合训练的内容设计一些游戏活动如到医院看病、到商场买东西等，这样既调动了他们参与训练的积极性，同时也丰富了他们相关的社会、生活经验。

## 五、正强化原则

在对聋儿进行听力语言康复训练过程中，我们应当对他们的进步、取得的成绩及时地予以正面强化，以增强他们克服困难、坚持训练的决心和自信心。

聋儿在康复训练中不时地会表现出一些进步，进步不论大与小，我们都应予以强化。强化的种类很多，有正强化如鼓励、表扬、奖励等；有负强化如批评、训斥、体罚等。为了聋儿身心的健康发展，为了保护他们参与康复训练的积极性和主动性，我们应当注重正强化的运用，坚决杜绝使用负强化。

正强化的方式很多，有精神方面的如口头表扬和鼓励、拥抱、微笑等；有物质方面的如奖励一块糖、一朵小红花、一个小玩具等。

总之，不论哪一种方式的正强化的运用，必须应当达到我们的初衷和预期的目的即提高他们参与康复训练的积极性，增强他们参与康复训练的兴趣，提高训练效果和质量。

## 六、启发性原则

我们对聋儿的听力语言康复训练，绝不是单纯地教会他们有限的几个词汇、几个句式，而是使他们在能听、听懂和熟练掌握汉语音素发音、音节拼读的基础上，灵活地运用汉语的各种口语形式、句式，自如地表达自己的思想和感情，更好地参与社会生活。这就要求我们教师在聋儿聆听、发音和说话习惯的养成上，在语言表达能力的提高上，不要生硬地强迫，威逼，而应当通过语言、动作、表情等各种方式，对他们进行鼓励、引导和循循善诱，使他们产生顿悟，心灵开窍，达到举一反三，这样可以提高康复训练的效果。

## 七、巩固性原则

由于聋儿对接受康复训练主动性积极性差，所以在训练中，对聋儿已经了解的声音、学过的音素的发音、音节的拼读、语言的句式、词汇及其相关的社会生活经验等，教师一定要采取必要的手段和措施，如比赛、竞赛、练习、提问等，使他们得以掌握和巩固，并形成相应的技能，达到自动化水平。

我们还要动员家长积极配合学校的康复教育，在家中要积极主动地监督、指导孩子的相关内容训练，共同参与，共同努力，提高孩子的语言能力和语言水平。

## 八、集体训练与个别训练相结合的原则

聋儿由于致聋的时间、原因、家长的态度、教育环境等的不同，在语言的发

展上，存在着明显的个别差异，这就要求我们在对聋儿进行听力语言康复训练的过程中，在注重班级式集体训练的同时，更应当创造条件，针对每一个聋儿的听力、语言发展状况，提供个别化教学和训练，使每一位聋儿的语言能力都能最大限度地得到发展。

个别化教学训练的实施，不仅仅是教师，家长在其中也有着不可忽视的作用，家长必须主动地提供相关具体材料，积极地参与计划的制定和实施，只有这样，才能真正提高康复训练的效果。

## 九、语言环境优化原则

该原则是指在对聋儿实施听力语言康复训练中，应创造一种随时、随地能使聋儿受到语言影响和语言熏陶的良好环境和气氛，提高聋儿语言康复训练的效果。在教室里人为创设的语言环境充其量也仅仅是对自然的语言环境的一种模拟，这种语言环境不真实，不利于聋儿语言的形成和发展。真实的、自然的社会交往和语言环境则有助于聋儿语言表达动机的激发，有助于他们语言表达灵活性的提高，有助于使他们对语言表达实用性、必要性的认识，更有助于聋儿的语言表达习惯的形成和语言表达能力的提高。因此，我们应当创造条件，充分利用社会生活这一真实的语言环境，去激发他们开口说话，发展他们的语言能力。

# 参考文献

姜泗长、顾瑞主编:《耳科学》,上海科学技术出版社 2002 年 9 月第二版

郝京华主编:《听力语言康复导论》,新华出版社 2004 年 11 月版

孙喜斌主编:《听障儿童康复听力学》,新华出版社 2004 年 11 月版

黄选兆主编:《耳鼻咽喉科学》,人民卫生出版社 1991 年 3 月版

朴永馨主编:《特殊教育辞典》,华夏出版社 2006 年 8 月版

汤盛钦主编:《教育听力学》,华东师范大学出版社 2000 年 11 月版

卢晓月主编:《听障儿童语言康复技能》,新华出版社 2004 年 11 月版

刀维洁主编:《听障儿童康复教学教法》,新华出版社 2004 年 11 月版

# 后　记

在编写本书的过程中,一方面我们拜访了部分从事聋儿听力语言康复训练工作的教师,他们为我对本书的编写提供了很多的经验;同时也参阅了国内外大量相关的资料和文献,引用了国内外特殊教育专家的观点、数据和相关内容,由于各种原因,未能一一当面致谢,在此本人表示歉意和感谢。

我非常感谢邯郸学院著作出版基金委员会及河北大学出版社对本书出版给予的赞助和支持。邯郸学院李建军、于兴民两位老师在百忙之中对本书中插图处理做了大量的工作,再此也表示感谢。